知的生きかた文庫

抜群の若返り！「骨トレ」100秒

太田博明

三笠書房

はじめに

「骨トレ」――わずか100秒でできる「抜群の若返り」法

最新の医学によって、「老化の常識」が一変しました。

女性も男性も、「骨の衰えから老化が始まる」のです。それも30歳前後から……。

骨が弱くなると、肌や内臓が衰え、全身まるごと一気に老けてしまいます。

逆に、骨が健康であれば、肌つやもよく、ずっと若くて元気でいられるのです。

「骨の力」が、全身の若さ・強さ・美しさを決めている――。ただのカルシウムのかたまりと思われていた骨に、そんなミラクルなパワーが宿っていたのです。

秘密は、骨細胞から分泌される「**オステオカルシン**」にあります。全身の臓器に働きかけて、肥満を防ぐ、肌にハリを与える、記憶力を高める……といった作用をすることから、「**最高の若返り物質**」と呼ばれています。

オステオカルシンの分泌が低下すると、当然、さまざまな弊害が現れます。

わかりやすい兆候があります。女性はシワやたるみ、ほうれい線が現れる「**老け顔**」に、男性は、おへそ回りに内臓脂肪がついた「**中年太り**」になります。

老け顔は、「顔の骨が縮んでいる」証拠。骨が縮むから、シワやたるみができるのです。老け顔は、**全身の骨がもろくなる**「**骨スカ**」**の危機サイン**。行き着く先は、女性の寝たきり原因の第1位ロコモ（運動器症候群）の代表、「骨粗鬆症《こつそしょうしょう》」です。

オステオカルシンが不足すると、体は血糖値の上がった状態が慢性化し、内臓脂肪をためこみます。ほうっておくと、いずれ「メタボ（メタボリックシンドローム）」に進みます。このメタボが、骨粗鬆症と同様、寝たきりに直結するのです。

骨スカと内臓脂肪——。この2つは、30代以降、絶対に攻略しなければならない標的です。嬉しいことに、骨スカも内臓脂肪も、オステオカルシンが解決してくれます。これが、アンチエイジング医療に携わる私が、長年の研究で得た結論です。

今すぐ、対策を始めましょう。やるべきことは、ただひとつ。

オステオカルシンの分泌を盛んにする「**骨トレ**」**がかんたん、最速の方法**です。

私がおすすめする対策法は、「**食べるより、まず動くこと**」——。

食事もとても大事なのですが、優先順位は「運動が1番、食事は2番」です。

といっても、がんばる必要はまったくありません。床に「かかとをストン」と落とすだけのかんたんな運動を、1日わずか100秒行なうだけ。かかとへの「小さな衝撃」がトリガー（きっかけ）となって、オステオカルシンが分泌されます。

もちろん、骨の質をよくするには、食事も重要です。

本書では「骨をつくる・強くする」カルシウム食品、ビタミンD食品、ビタミンK食品はじめ、全身の若さ・強さ・美しさをつくる「**骨活食**《こつかつしょく》」まで、写真を用いた図解で、効能も併せてわかりやすく紹介していきます。

たとえば――

納豆×じゃこ×きゅうりの糠漬け×大根おろしは、まさに「朝食の黄金副菜」。この「小さな食事」で、骨に必要な栄養素がまるごと摂れるのです。

ぜひ、「小さな衝撃」と「小さな食事」で、抜群な若返りを！

太田 博明

『抜群の若返り！「骨トレ」100秒』◇もくじ

1章　骨を刺激するだけで「若く」「強く」「きれい」になる！

2章

記憶力、筋力、精力……骨が「若さの根源力」を高める

3章 「骨スカ」に、絶対ならない対策を始めよう！

4章 骨活食——内臓脂肪を「落とす＋つけない」食べ方

5章 「かんたん骨トレ」で、もっと若くて元気な体になる！

編集協力　プロースト
本文ＤＴＰ　宇那木孝俊
イラスト　中村知史

1章

骨を刺激するだけで「若く」「強く」「きれい」になる！

骨の力で「見た目」が決まる！

「老化」は、30歳前後から確実に始まります。

30歳前後から「骨の力（骨力）」が衰えていくからです。手足の骨も、腰の骨も背骨も、そして顔の骨も……。

私たちの体は骨によって支えられています。その骨の力が弱くなるのですから、体にはさまざまな弊害が起こります。

わかりやすいのは、見た目の変化。

女性は「**老け顔**」に、男性は**お腹がポッコリ出てきて「中年太り」**になるのです。

骨の力の衰えは、おもに骨の量が減ることで起こります。

姿勢が悪くなる、腰が痛くなる・重だるくなる、階段を上る際に脚が上がらなくなる……こんな自覚症状がある人は、骨量が減り始めていると思ってください。

また、体のさまざまな働きが衰えるため、骨とは関係がないような動悸《どうき》、息切れ、抜け毛、肌荒れ、疲れやすいなどの老化現象が次々と起こります。

女性の悩みの種になる**シワ、目の下のたるみ、ほうれい線**が現れる老け顔も、じつは、骨量が減少して骨が縮むことでつくられるのです。

骨量は、20歳ころをピークに、その後はゆるやかに下降していきます。とくに、**女性は40代半ばころから急激に減少**します。

「まだ若いし、老化なんて先のこと」と高をくくっている人は要注意。

骨は毎日、少しずつ生まれ変わっています。

骨にも細胞があります。その細胞の新陳代謝（**骨代謝**）によって、新たにつくり替えられ、一定の強さとしなやかさを維持して健康を保っているのです。

健康な骨なら、5カ月ほどで生まれ変わります。全身の骨が入れ替わる周期は、20代までなら2年、成人で3年、高齢になると5年です。

28日周期の肌などほかの部位に比べて、骨はとてもゆっくりなのです。

骨代謝は、生活習慣の影響を大きく受けます。乱れた食事、運動不足、過度のダイエット、喫煙などによって骨代謝が停滞し、骨量が減って骨の力が弱まるのです。

骨には、「体を支える、カルシウムをためる、骨髄で血液をつくる、の3つの役割がある」というのがこれまでの常識でした。カルシウムは骨の主要材料であるとともに、心臓や血管など体のさまざまな働きになくてはならない栄養素（ミネラル）。

ところが近年、**骨には「若さ・強さ・美しさ」を生みだす力が秘められているこ**とが、明らかになったのです。

骨力とは、まさに「若さと強さと美しさを生みだす力」のことをいいます。血糖値や「内臓脂肪」の蓄積をコントロールして**肥満を抑える働き**は、その代表です。

しかも、骨力を活性化させるのはとてもかんたん。**骨に重力や衝撃を加えるだけでいい**のですから。

適度な運動などで骨に重力負荷をかければ、若さと強さと美しさを生みだす力が甦《よみがえ》り、**肥満も老け顔もかんたんに予防・解消できます**。たとえば、ジェットコースターなどの絶叫マシーンに乗るだけでも、重力負荷がかかり骨力は活性化されます。

骨力——「若さ・強さ・美しさを生みだす」力

肥満を抑える！

老化を防ぐ！

免疫力を強くする！

骨の力が若さ・強さ・美しさを決める！

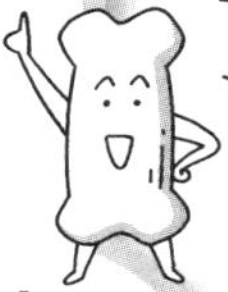

見た目が若くなる！

記憶力が高まる！

精力がついて元気になる！

「シワ」も「たるみ」も、骨の縮小が原因!?

骨が「見た目の若さ」をつくります。

骨密度の高い人ほど、肌にハリがあり、シワもない。

骨密度の低い人ほど、ハリは失われて、シワが多い――

という研究報告があるほどです。

骨密度とは骨の量、つまり、骨の材料となるカルシウムなどのミネラルが、どれだけ詰まっているかを表します。骨の強さ（強度）の指標といえます。

たしかに、**実年齢より若く見える人の骨密度は高い**のです。

『美と若さの新常識～カラダのヒミツ～』（NHKBSプレミアム・2018年4月17日放送）というテレビ番組に出演したときの話です。番組内で、私は実年齢より若く見える４人の女性の骨密度を測定しました。

50歳女性のＡさんは、見た目が一番若く、**30代前半かと見間違えるほど。Ａさんの骨密度は、同年齢の平均値の１２４パーセント**でした。20歳の女性の平均値と比べても１１７パーセントと、すごい数値です。すっぴんを見せてもらったところ、目尻にも口元にもシワひとつなかったことが印象的です。

59歳のＢさんの骨密度は１０７パーセント。53歳のＣさんは１０４パーセント。49歳のＤさんだけが同年代平均を下回って、90パーセントという結果がでました。

この実験からも、**肌のハリとシワを見れば、骨密度が高いか低いかの見当がつく**といえるのです。

加齢とともに、顔の骨は骨密度が低下（骨量の減少）して縮んでいきます。すると、顔のあちこちで表面の皮膚との間に隙間ができます。

余った皮膚は深いシワになったり、大きなたるみをつくったりします。ハリが失われるのは、そのためです。

眼窩《がんか》（眼球が収まるくぼみ）も、骨が縮小することで広がります。これが原因で、目尻に小ジワや目の下にたるみができます。ハリやシワは紫外線などのダメージによるケースもありますが、**たるみは間違いなく顔の骨の縮小によるもの**です。**骨密度低下の影響が、真っ先に現れるのは顔、それも下あご**です。

顔のなかでも、あごはとくに骨密度の高い部位。腰椎《ようつい》などほかの部位と比べ、骨密度の低下率がもっとも大きいため、最初に下あごに老化が起こるのです。

ほうれい線やあごに向かってできるマリオネットライン、あごのたるみは、いずれも下あごの骨密度がかかわっています。

「小顔になった」と喜ぶ30代女性がいますが、けっして喜ばしいことではありません。骨が縮んで老化が進んでいるのですから、私からすれば、むしろ骨の健康状態が心配です。

女性も男性も、体格がよくて若く見える人は骨密度が高く、小柄でやせていて老けて見える人は骨密度が低いという傾向があります。

肌つやがいい、肌にハリがある、そして見た目が若い――。この**3条件がそろっていれば、骨をはじめ心身の機能は「若くて健康」**だということです。

顔でわかる「骨密度」チェックポイント

骨が縮めば、顔が老ける！

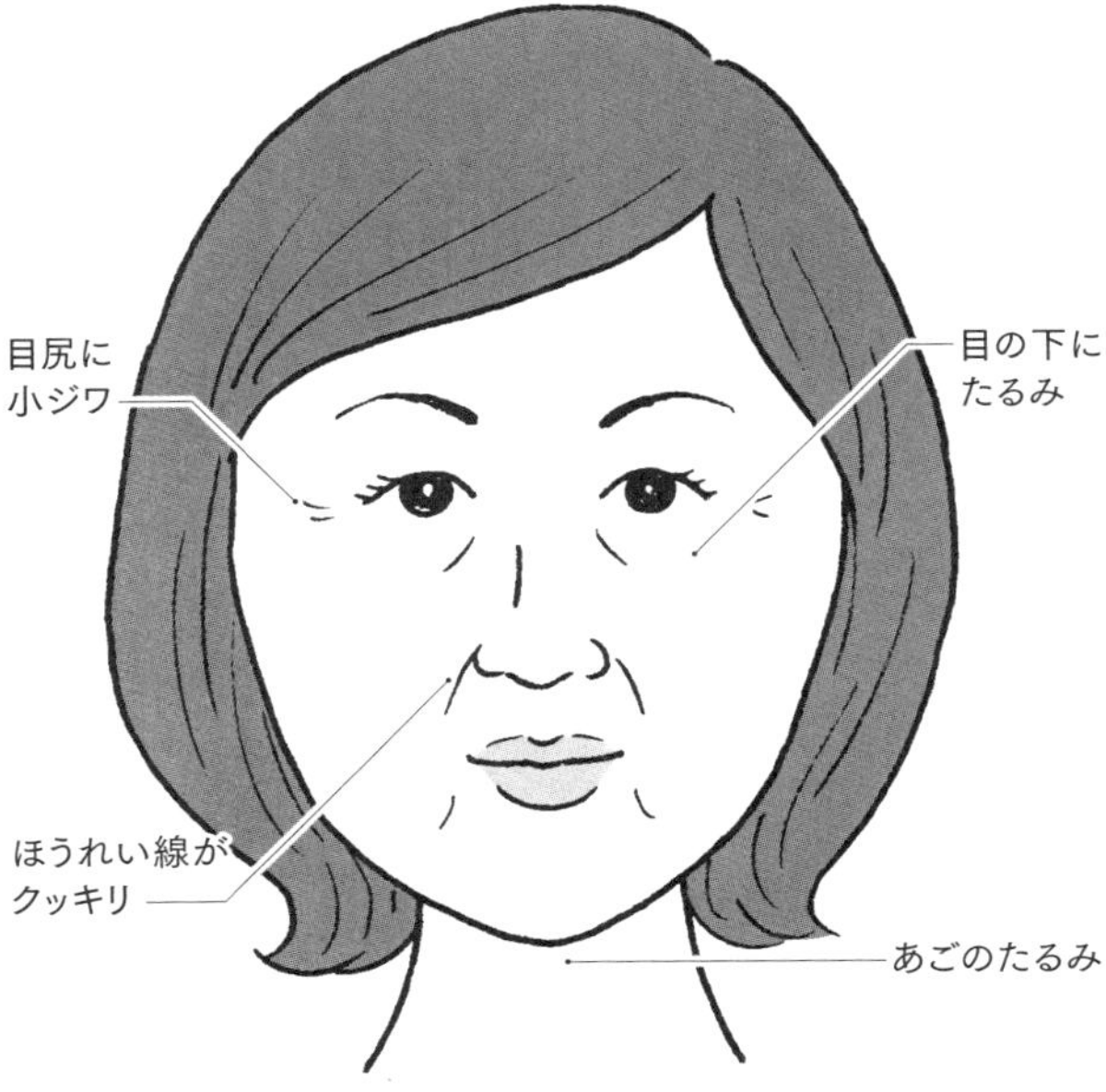

顔の老化は、真っ先に下あごに現れる！

骨トレ――若さの素「オステオカルシン」を刺激する！

かかとに衝撃を与えるだけで、「骨密度を高める」ことができます。

それも、「**ミニジャンプ**」と「**その場足踏み**」という、誰でもできるかんたんな運動を行なうだけで。

かかとに衝撃を与えると、**骨から若さと美しさを生みだす「骨ホルモン」が分泌**されます。それによって、骨代謝が活性化し、新しい骨がつくられます。

前述したテレビ番組『美と若さの新常識～カラダのヒミツ～』の実験で、40代半ばの女性2人に、ミニジャンプとその場足踏みを2週間、毎日続けてもらいました。

Eさんがトライしたのは、ミニジャンプです。

その場で10センチほどピョンとジャンプして、足裏全体で着地します。2～3回

骨トレ 「これだけ運動」で骨密度アップ!

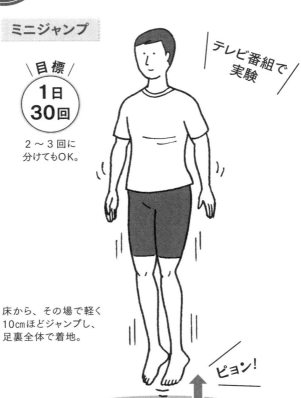

ミニジャンプ

目標

1日 30回

2〜3回に
分けてもOK。

床から、その場で軽く
10㎝ほどジャンプし、
足裏全体で着地。

に分けてもよく、1日30回が目安です。

Fさんがトライしたのは、その場足踏みです。

椅子に浅く座り、両足のつま先を上げた状態で交互にかかとから下ろします。1日トータルで30回を3セット行ないます。

かかとの衝撃は、**振動となって全身の骨をつくる細胞に伝わります**。細胞はその負荷に耐えるために骨量を増やし、骨を強くします。

古くなった部分が消去され、そこに新しいカルシウムなどのミネラル成分が沈着して骨が強くなるのです。

骨代謝が活性化すると、**若さと美しさに関係するさまざまな骨ホルモンが分泌**されます。

代表的なのが、「**オステオカルシン**」というたんぱく質です。ちなみに、骨ホルモンというと、たいていオステオカルシンを指します。

オステオカルシンの分泌量が増えれば、50歳のAさんのように、骨代謝が活性化するため、自然に骨密度は上がります。

骨トレ　いつでも、かんたん、骨強化！

その場足踏み

目標
1日
30回
×3

時間をあけて
やろう。

テレビ番組で
実験

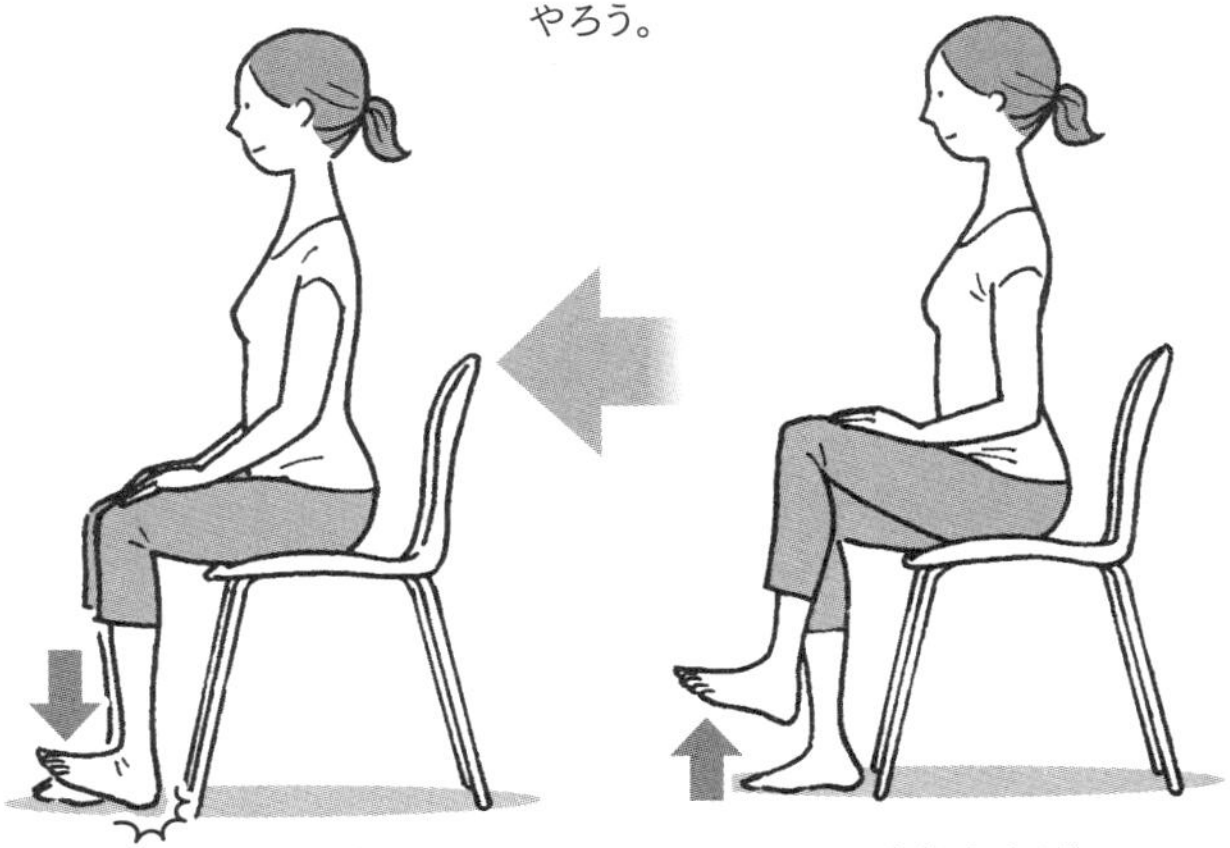

かかとに衝撃を！

つま先を上げる。

1

椅子に浅く座る。
背筋を伸ばし、
軽く片足を上げる。

2

床にかかとをストンと下ろす。
（左右交互に。片足ストン
で１回）

さて、実験開始から2週間後、オステオカルシンの分泌量を測定しました。

Eさんは約5パーセント、Fさんでは約4パーセントの増量がありました。

この分泌量の差は、重力の違いとみることができます。

重力の説明はむずかしいので、「真下に向かって引っ張る力」「かかる力の強さ」と理解してください。

重力の単位は「G」で表します。

ミニジャンプでは、**かかとに体重の4倍ほどの重力（4G）**がかかります。その場足踏みは3G以下です。

わずか2週間の実験でしたが、Eさんは、

「駅の階段で息切れしなくなってきた。体力がついてきた感じがする」

という手応えを得たようです。

前述のAさんをはじめ、Eさん、Fさんが実証したように、**何歳になっても、若さと美しさを保つことも、取り戻すこともできる**のです。

ただ、ミニジャンプとその場足踏みは、体力的にすこしきつい人もいるかもしれません。

それに、ミニジャンプは、床にかかる衝撃が強いため、できる場所も限られます。

そこで、さらに手軽で効果的な運動、**「かかと落とし」をおすすめします。**

その場で両足のかかとを上げて、ストンと落とすだけの運動です。

これを、1日に30～50回ほど行ないます。何回かに分けてもかまいません。

1回に2秒かかるとして、**1日わずか60～100秒の骨トレ**です。

かかと落としで、かかとにかかる重力は3G。体重が60キロの人なら、かかとに3倍の180キロほどの力がかかります。ちなみに、ジェットコースターの重力は4～5Gです。

骨は毎日少しずつ生まれ変わります。微増でも、継続してオステオカルシンを増やしていくことが大切です。

今すぐ、老化時計の針を逆戻りさせることができるのです。

――若さの素「オステオカルシン」が活性化！

つま先立ちになる。

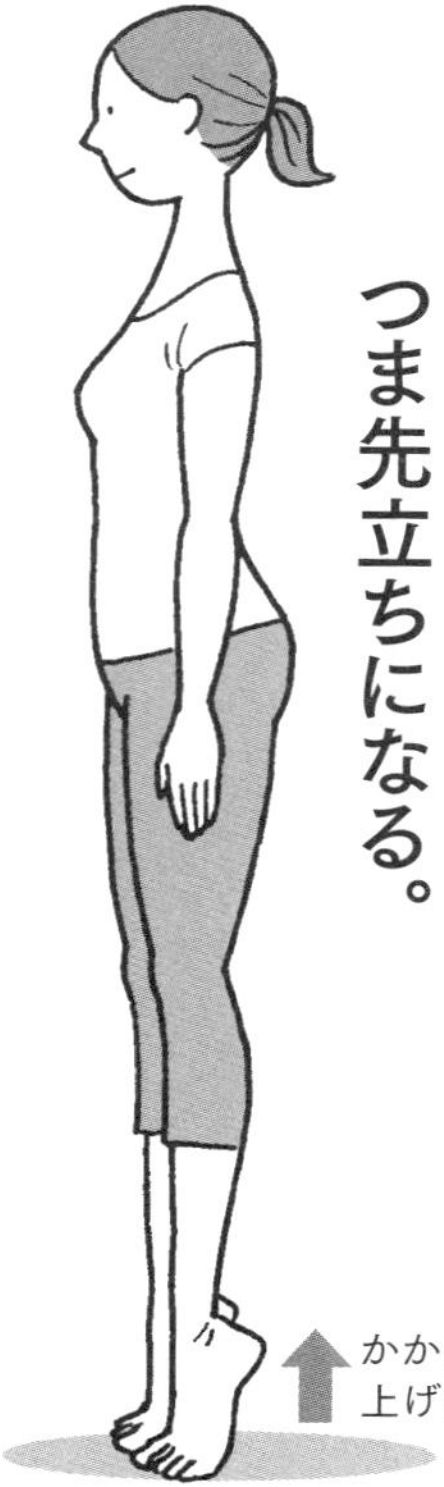

1

両足のかかとを上げて、つま先立ちになる。

骨トレ 「かかと」に衝撃、「骨代謝」に刺激！

かかと落とし

目標
1日
30〜
50回

何回かに
分けてもOK。

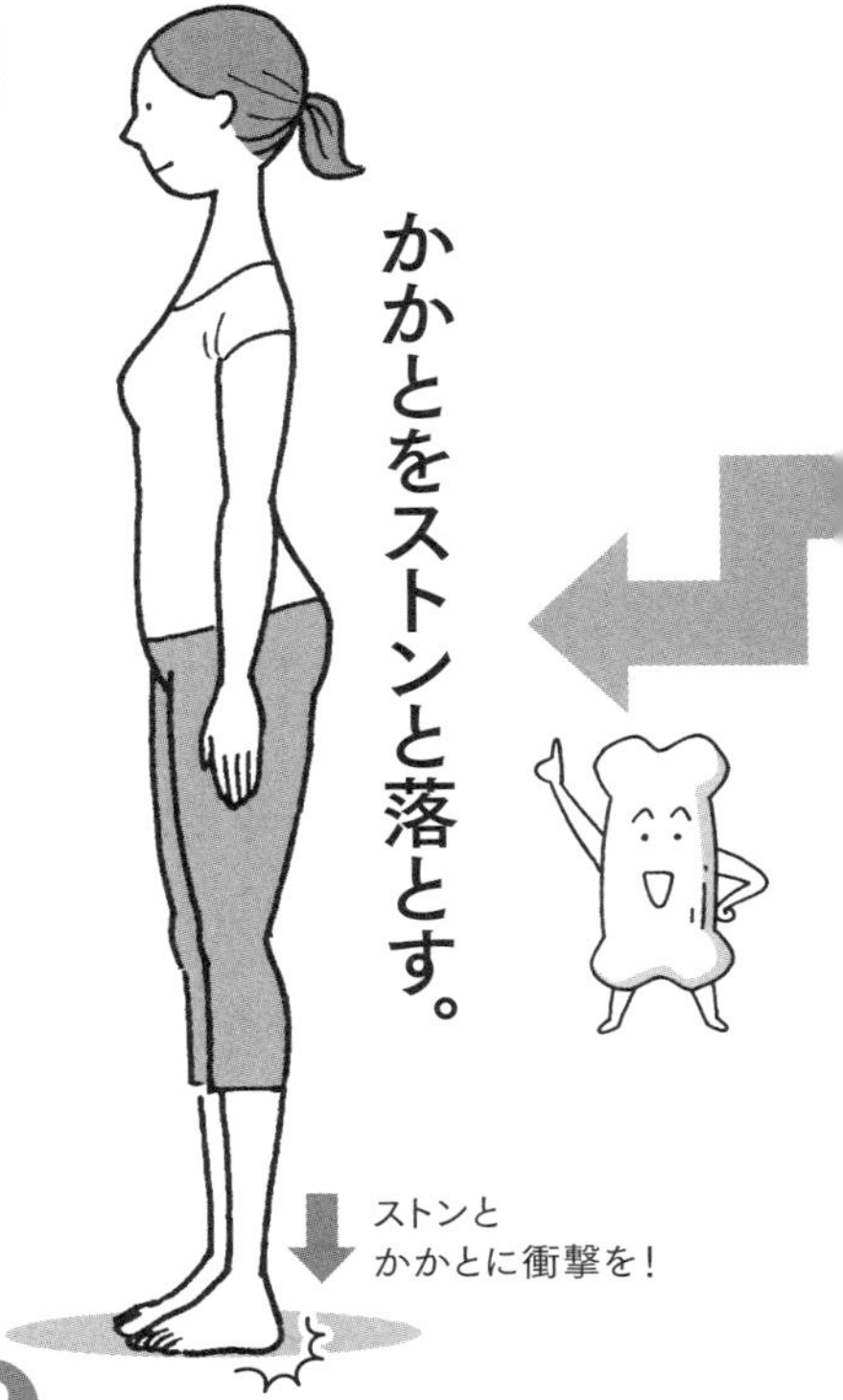
かかとをストンと落とす。
ストンと
かかとに衝撃を！

2
足の力を抜き、ストンと落とす。

同年齢でも「体内年齢」はなんと33歳も差がつく?

同じ年齢でも、若々しく見える人もいれば、老け込んで見える人もいます。

この差は、実年齢（正しくいうと暦年齢）より、「**体内年齢（生物学的年齢）**」が**若いか老けているか**で決まります。

老化は個人差が大きく、老け込む人の体内年齢は、30歳前後から早送りされるように刻まれます。

老化度は、**同じ実年齢でも親子ほどの差**が出ます。海外では、体内年齢に33歳もの差が生じている事例も報告されています（「ダニーデン研究」・2015年）。

2011年時点で38歳になった男女約1000人を対象に、26歳から38歳までの12年間を追跡調査した研究があります。

この調査によると、**体内年齢がまだ28歳相当の人から、すでに61歳相当の人までがいる**ことがわかったのです。

心肺・肝臓・腎臓の機能、血圧やコレステロール、歯の健康、テロメアなど18種類のバイオマーカー（体の状態を評価するための指標）を検査・測定して体内年齢を推定しました。

テロメアとは、細胞内に存在する糸状の染色体の末端部分。加齢で細胞が分裂するたびに短くなっていきます。短くなりすぎると細胞が分裂しなくなって細胞老化の状態に陥ることから、「**命の回数券**」とも呼ばれています。

平均的な体内年齢は実年齢のプラスマイナス2〜3歳以内でしたが、極端な若さを維持している人や、大幅に老けている人もいたのです。

また、**老化が20代後半から始まる**こともわかりました。早く老化している人たちには、すでに体力はもとより認知機能の低下の兆しが現れていたのです。

さらに、1年間の**老化速度に大きな違い**があることも明らかになっています。

体内年齢が28歳相当の人は、26歳からの**12年間でわずか2歳しか年をとっていな**

いことになります。1年間で、たった0・2歳弱、年をとる計算です。

一方、体内年齢が61歳相当の人だと、12年間で35歳年をとったということですから、1年になんとまあ3歳弱も体内年齢を刻んだことになります。

ちなみに、この研究では、**見た目の老けている人ほど、体内老化も進んでいる**ことが証明されました。38歳時の対象者の顔写真を学生たちに見せ、年齢を当てさせる実験をしたところ、体内年齢が老けている人は、見た目も老けていることがわかったのです。

老化が早く進む人と、そうでない人の違いはなんでしょうか。

この研究ではその理由は明らかにされていませんが、私は、骨力が深く関係している、と考えています。

研究に用いられたバイオマーカーに、骨密度が入っていません。骨ホルモンの研究がされてまだ10年ほどですから、重要視されていなかったのでしょう。

近年、骨の研究が急速に進み、骨力が老化に密接にかかわっていることが明らかになったのです。

同年齢でも「老化度」に大差が！

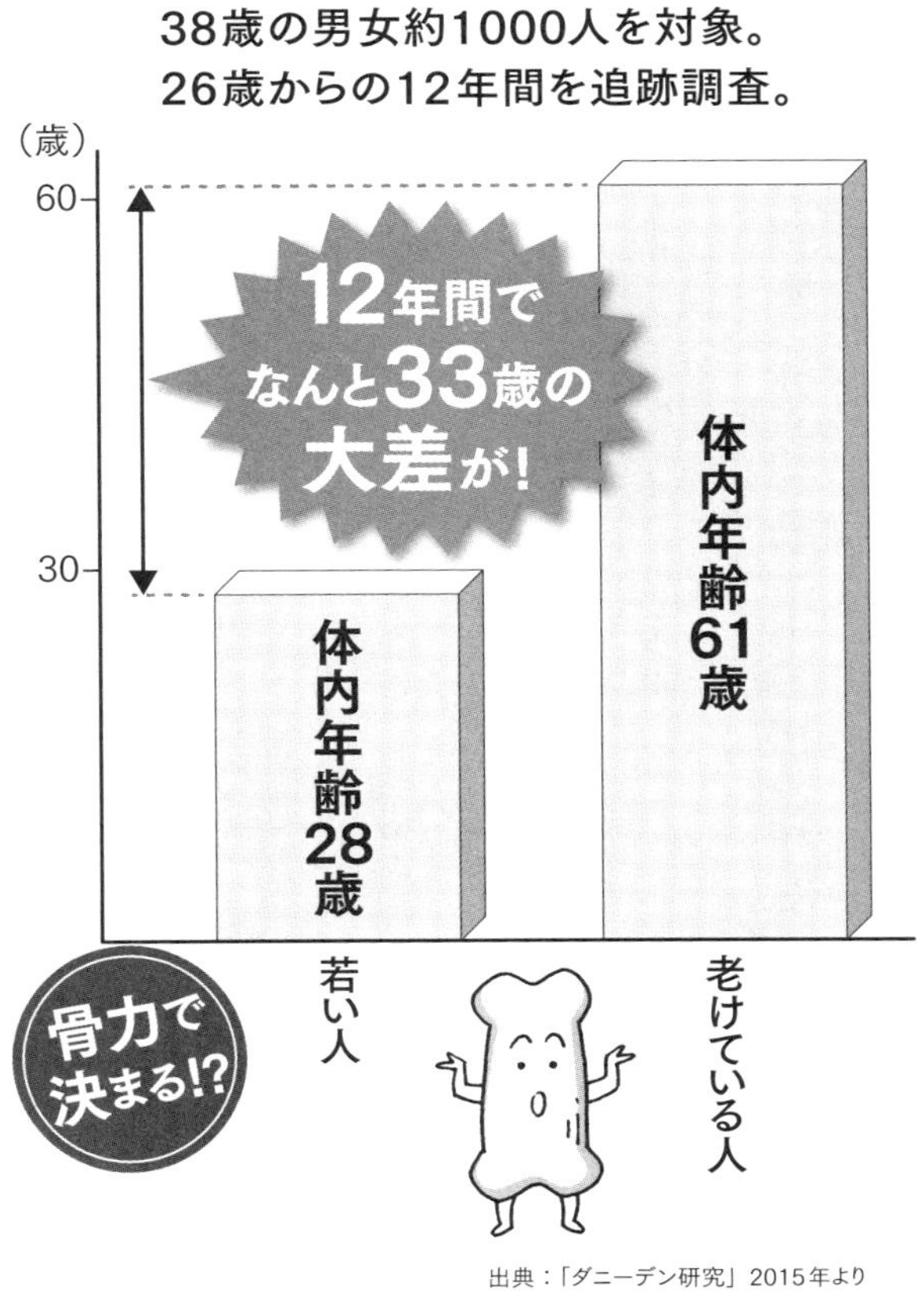

出典：「ダニーデン研究」2015年より

「座っている時間が長い人」ほど、老化が速い

宇宙では、地上の10倍の速度で老化が進みます。無重力環境だからです。

宇宙では、体の重さを支える必要がないので、**半年も滞在すると骨量が10パーセントも減る**のだそうです。高齢者の1年分の骨密度低下が、1カ月間で起こってしまうともいわれています。

宇宙飛行士は長期滞在している間は毎日2時間、骨や筋肉を維持するために、特殊な機器を使ったトレーニングが課せられています。

それでも、重力のある地球に戻ってくると、リハビリを受けなければフラフラしてまっすぐに歩けないほどです。

またまた、驚かれるかもしれません。

私たちは日常生活で、無重力と同じような影響を及ぼす悪習慣をつづけ、老化を早送りしています。

その悪習慣とは、**「デスクワーク」などで長く座り続けること**です。

座っている時間が1日に4時間未満の成人に比べて、8〜11時間の人だと15パーセント、**11時間以上だと40パーセントも死亡リスクが高まる――**。

そんな研究報告があるのです。これは、オーストラリアの研究機関が、国内の45歳以上の男女22万人を約3年にわたって追跡調査した研究です。

イギリスは世界に先駆けて2011年に、座りすぎのガイドラインを作成し、就業時間中に座っている時間を2〜4時間は減らして、立ったり歩いたりすることを勧告しています。

最近、日本でもスタンディングデスクを導入する企業が増えているのは、こうした世界的な動きが背景にあるからです。

勤勉な国民性からなのか、日本人のデスクワークの時間は世界でもっとも長く、7〜9時間も座り続けている、という統計も出ています。アメリカやオーストラリアでは、4~5時間ほどといわれています。

長時間のデスクワークは寿命を縮めるほかに、糖尿病、がん、心疾患、脳卒中などのリスクも高めます。

脚の筋肉は、全身の代謝機能を支えています。

立ったり歩いたりしているとき、脚の筋肉の細胞内では、血液中から糖や中性脂肪が取り込まれ、エネルギーとして消費される代謝が盛んに行なわれます。

しかし、長時間座っていると、代謝が停滞してしまいます。代謝が停滞すれば、エネルギーは余ってお腹がポッコリと出てきます。

また、血液中に糖や中性脂肪があふれて血液がドロドロになり、血流が悪化します。糖尿病などの発症リスクが高まるゆえんです。

こうした筋力の衰えによる健康障害は、宇宙飛行士も悩む重大問題です。

無重力環境下のもうひとつの問題は、「骨量の減少」です。

じつは、長時間のデスクワークでも骨量が減少することが明らかになっています。

体を支える骨と筋肉は、互いに影響しあっています。最近では、筋力の衰えに骨

「座りすぎ」が老化を早める

リスクは、無重力にいる宇宙飛行士と同じ!?

デスクワーク

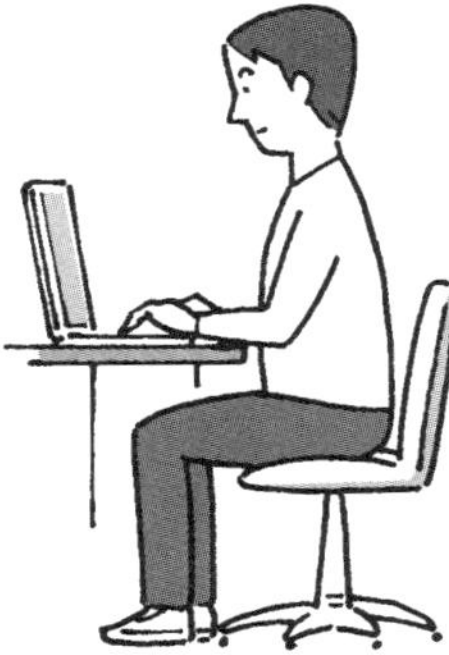

骨ホルモンの
分泌が低下！
骨量・筋肉減少！

宇宙飛行士

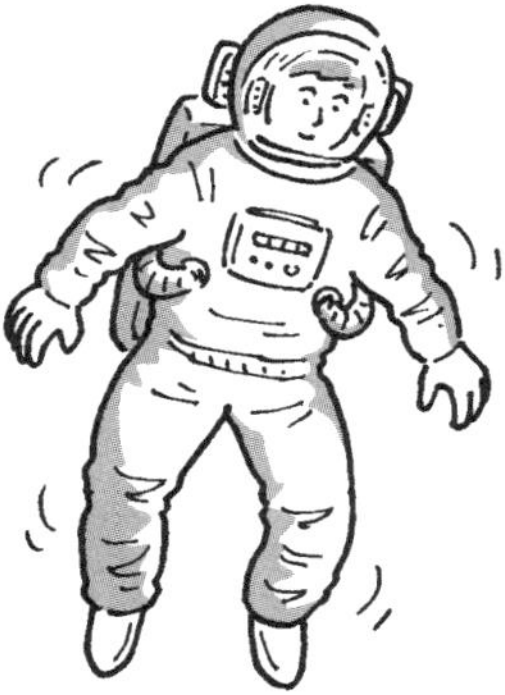

地上の10倍の
速度で老化！
半年で骨量が
10%低下！

対策

30分～1時間ごとに
休憩→こまめに動く。
かかと落としなどもおすすめ！

力の減少が大きくかかわっている、と考えられています。

骨は活動的に動いているかぎり、骨ホルモンを分泌し、全身の若さを保ちます。**骨ホルモンには筋肉量を増やしたり、代謝を促進したりする働きがある**のです。

しかし、体を動かすのをやめると、もう若さを保つ必要がないと判断して、骨ホルモンの分泌を止めてしまいます。

1日の大半を座って生活していれば、骨ホルモンが途絶えて骨量は減少し、筋力が衰えてしまうのです。

「こまめ」に勝る運動はありません。デスクワークの際は、30分か1時間に1度は休憩をとって、こまめに動くことが重要です。骨も筋肉も椅子から立ち上がったり、歩いたりしているときに重力負荷がかかり、活性化します。

休憩がとれないときは、座ったままでのかかと落とし、足踏みをするとよいでしょう。あわせて、つま先を上げ下げしたり、膝を伸ばして脚を上げたりしてふくらはぎのストレッチをすれば、筋肉の活動に効果があります。

脂肪を燃やす！ 免疫力を上げる！ 最高の若返り物質

骨が健康であれば、内臓の若さを保つこともできます。

骨が内臓の働きをコントロールして、若返りを進めているからです。

その鍵を握るのが、「**骨細胞**」です。

骨細胞は、骨の中に埋まっていて骨代謝を促す細胞。重力や衝撃を感知する衝撃センサーの役割を担っています。

全身の骨細胞は多数の突起で互いに結びつき、網目状のネットワークをつくっています。このネットワークが、重力や衝撃による微妙な振動を感知すると、**若返りのスイッチがオン**になり、骨代謝が盛んになって骨量が増えだします。同時に、骨ホルモン・オステオカルシンが分泌されて、全身の臓器に働きかけます。

オステオカルシンは、アメリカ・コロンビア大学のジェラール・カーセンティ博士らの研究グループによって、2007年に発見されました。

「オステオカルシンは、**最高の若返り物質。骨が健康であるかぎり、臓器の若さは保たれる**」

これが博士の持論です。以来10年の間に、世界で骨の研究が進められ、オステオカルシン以外にもいくつかの骨ホルモンが発見されています。

全身に約200個ある骨は、ただのカルシウムのかたまりではありません。内分泌臓器として、若さと美しさを生みだす物質を分泌していたのです。

オステオカルシンには、さまざまな健康効果があります。

まず、脳では、神経細胞に働きかけて**認知・記憶機能を改善**します。

心臓・血管の健康を維持して動脈硬化を防ぎ、心筋梗塞や脳卒中を予防します。

膵臓《すいぞう》に作用してインスリンの分泌を活性化し、**血糖値の上昇を抑えます**。インスリンは、膵臓から分泌されるホルモンのこと。その作用で血液中のブドウ糖（血糖）が筋肉などの臓器細胞に取り込まれ、エネルギーとして利用されたり、脂肪と

最高の若返り物質「オステオカルシン」

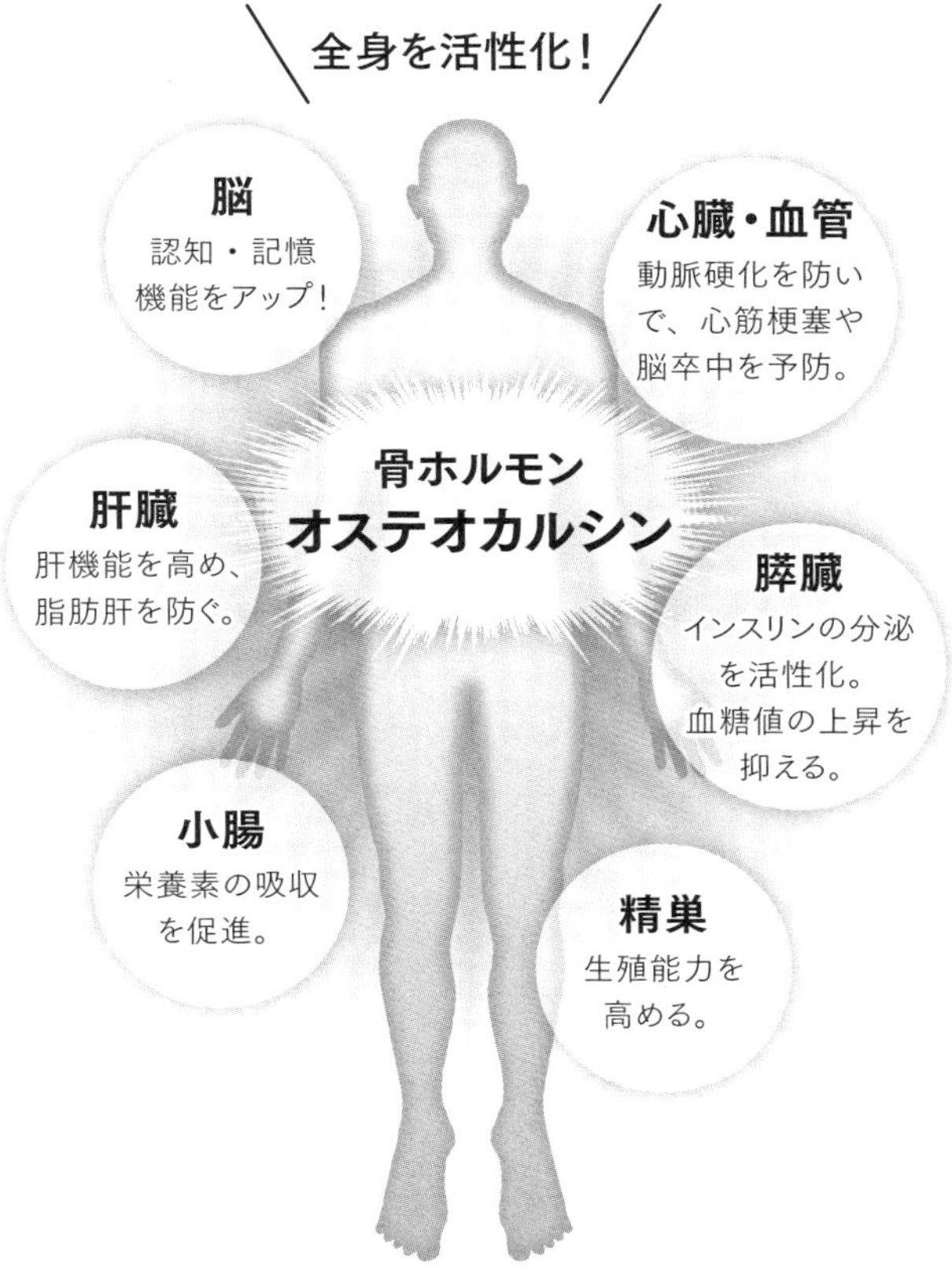
全身を活性化！
脳
認知・記憶
機能をアップ！
心臓・血管
動脈硬化を防いで、心筋梗塞や脳卒中を予防。
骨ホルモン
オステオカルシン
肝臓
肝機能を高め、脂肪肝を防ぐ。
膵臓
インスリンの分泌を活性化。
血糖値の上昇を抑える。
小腸
栄養素の吸収を促進。
精巣
生殖能力を高める。

してたくわえられたりします。

肝臓では**肝機能を高めます**。また内臓脂肪の貯蔵をコントロールして、**脂肪肝を防ぐ**働きもあります。

ほかにも、小腸での栄養素の吸収を促進する、精巣では生殖能力を高める、皮膚組織と同じ種類のコラーゲン（たんぱく質）をつくって肌にハリを与える、筋肉のエネルギー消費を上げる……といった働きが報告されています。

さらに、脂肪の代謝の適切なコントロールと免疫力の維持・向上の働きもわかっています。

毎日、かかと落としを100秒やる――。それだけで、オステオカルシンの分泌が活発になります。すると、筋肉のエネルギー消費が高まり、内臓脂肪をためる脂肪組織を小さくし、**脂肪の蓄積を抑えてくれる**という効果を期待できるのです。

あらゆるダイエット法のなかで、もっともラクで確実な方法ではないでしょうか。

免疫力の向上は、同じ骨ホルモンの「オステオポンチン」の作用です。

免疫力は、病気を防ぎ、治す働きです。そして、免疫力は**老け顔や美顔対策にな**

くてはならない力でもあります。

紫外線、急激な温度の変化、大気汚染など有害物質から肌を守ってくれます。免疫力が低下すると、湿疹や皮膚炎が起こりやすくなります。肌へのダメージは肌荒れ、シワ、シミ、ソバカス、くすみなどをもたらします。

免疫力の低下は、血流が悪化しているサイン。肌に必要な酸素、栄養素が十分に供給されなくなるため、さまざまな肌トラブルが起こるのです。

骨量が減ると、骨細胞の働きが停滞します。そうなると、肌も内臓も衰え、全身まるごと一気に老けてしまうのです。

何歳からでも、骨は「若く強くなる」

体の細胞は、毎日少しずつ古いものから新しいものへと入れ替わっています。

すでにできあがっていると思える成人の骨でも、「つくっては壊す、壊してはつくる」という作業が繰り返されています。

骨は何歳になっても、若返る——そう覚えておいてください。

私たちの体には、約200個の骨があります。骨は3種類の細胞と骨基質からできています。3種類の細胞とは、破骨細胞と骨芽細胞、そして前述した骨細胞。骨基質は、おもにカルシウムとコラーゲンで構成されています。

- **破骨細胞は、骨を溶かして壊します。**全体の1パーセントほどの比率です。
- **骨芽細胞は、骨をつくります。**全体の9パーセントほどの比率です。
- **骨細胞は、破骨細胞と骨芽細胞をコントロールする司令塔**の役目を果たします。
残り90パーセントが骨細胞です。

この3つの細胞が、骨代謝（骨の新陳代謝。専門用語では、骨代謝回転）を担っています。

骨は何歳になっても若返る！

「5カ月・5年」の骨代謝

――壊すのに4週間、つくるのに4カ月

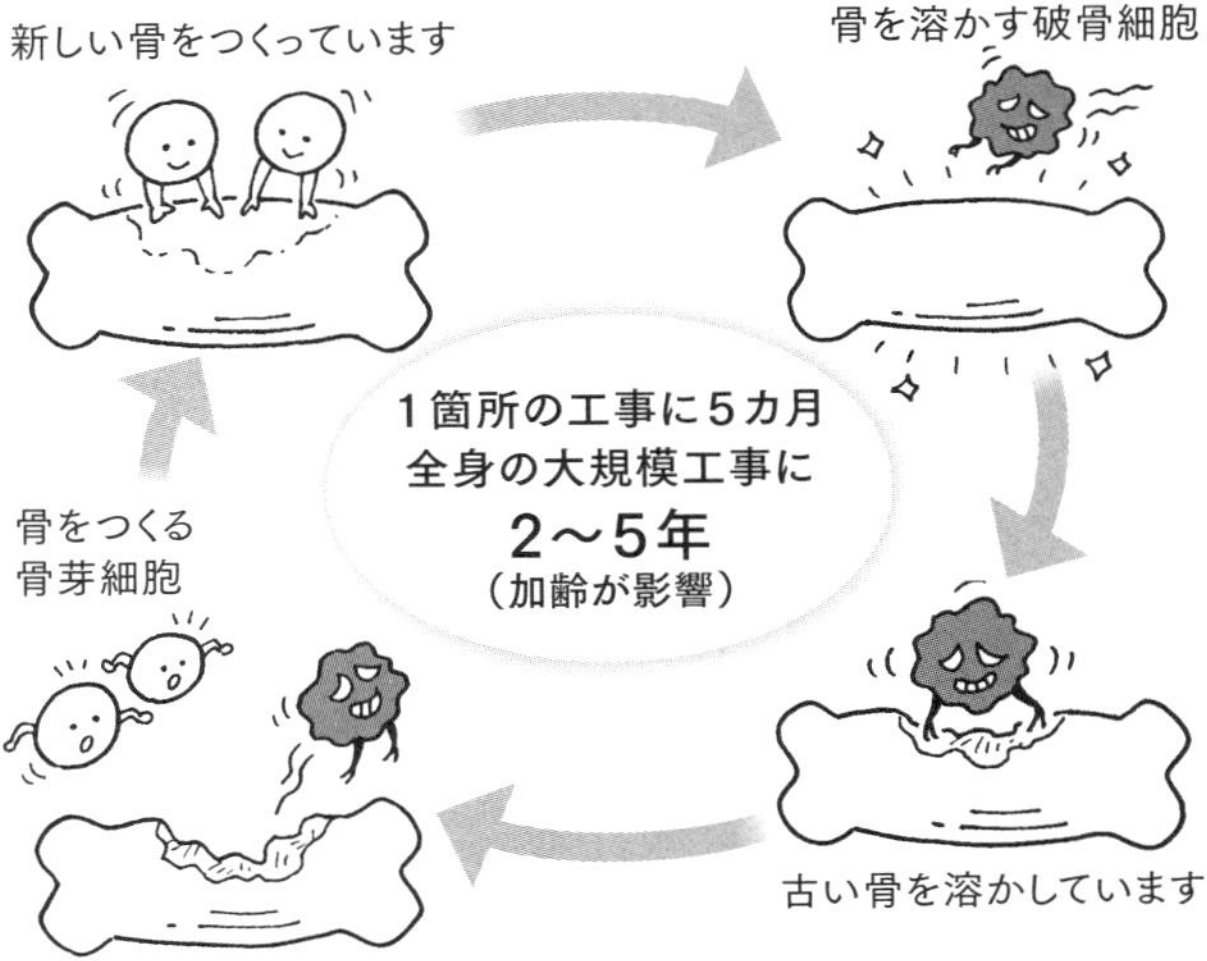

新しい骨をつくっています
骨を溶かす破骨細胞
1箇所の工事に5カ月
全身の大規模工事に
2〜5年
（加齢が影響）
骨をつくる
骨芽細胞
古い骨を溶かしています

どこかで、毎日少しずつ古い細胞が
新しい細胞に生まれ変わっている

腸	**肌**	**血液**
2〜3日	28日	4カ月

骨代謝は破骨細胞が骨の表面に接着し、酸や酵素を出して古い骨のカルシウム、コラーゲンを溶かすことから始まります。溶けたカルシウムは血液中に吸収（骨吸収）され、血管を通して全身に運ばれます。役割を終えた破骨細胞は消滅します。

骨吸収によって削り取られ、凹んだところへ骨芽細胞が集まり、骨の材料となるコラーゲンを分泌します。そして、網目状に組まれたコラーゲンを糊《のり》状のたんぱく質で満たし、そこに血液中から運ばれたカルシウムを付着させて新しい骨をつくります（骨形成）。

コラーゲンがビルの鉄筋で、カルシウムはコンクリートのイメージです。

骨芽細胞には、とても重要な役目があります。**オステオカルシンを放出して、全身の若さを保ってくれる**のです。

骨の入れ替えを促すのが、司令塔としての骨細胞。骨芽細胞が新しくなった骨に埋没して変化したのが骨細胞で、骨芽細胞とも突起によって結びついています。

骨細胞は、**衝撃を感知すると「骨をつくれ」というメッセージ物質を放出**して、骨芽細胞の数を増やします。骨芽細胞の数が増えることで、オステオカルシンの分泌量も増えるわけです。

ほかにも、骨のカルシウムを溶かして、体内のカルシウム濃度の調整をします。骨細胞は骨をつくりすぎないように骨芽細胞に、「スクレロスチン」という物質を放出してブレーキをかけます。指令を受けた骨芽細胞の一部は骨細胞になり、残りは骨の表面で休止状態になります。

骨細胞は骨の適正量を保っています。骨細胞が骨をつくるかやめるかを決めるのは、衝撃を感知するかどうかによります。

骨吸収→骨形成→休止。この一連のサイクルで、骨は骨代謝を繰り返します。これを「**骨のリモデリング**（**再構築**）」ともいいます。

骨吸収の期間は、約4週間。骨形成に約4カ月。1箇所のリモデリングに、トータルで5カ月ほど要します。**全身の骨が入れ替わるのは、2～5年**かかります。

思春期後半では、骨吸収より骨形成の勢いが上回ります。骨はより太く、より大きくなっていきます。

骨量がピークになる成人期に、うまくバランスがとれて骨の健康が維持されます。

30代に入ると少しずつバランスが逆転していき、骨吸収が上回ってきます。つまり、骨量が減って、骨力が衰えていくのです。

骨代謝は加齢だけではなく、過度なダイエットやカルシウム不足で、そのバランスをくずします。それについては、3章で詳しく紹介します。

骨を活性化させ、若さと強さと美しさを手に入れてください。

2章

記憶力、筋力、精力……骨が「若さの根源力」を高める

「かかとを刺激する」だけで記憶力が上がる？

記憶力、筋力、精力、そして免疫力――。

この4つは、太古の昔から、人間の生存を左右する重要な要素とされてきました。

食料のありかを記憶する力。獲物を捕らえるための筋力。子孫を残すための精力、そして病気に負けない、けがを治すための免疫力。

いわば、生命を維持するために必要な「**若さの根源力**」です。いくら時代が移り変わろうとも、その本質は変わりません。

昔も今も、**サバイバルを勝ち抜くためには、若さは絶対的な条件**なのです。

この4つの力は、骨ホルモンの働きに大きく左右されます。

前述したように、骨芽細胞は、骨ホルモンであるオステオカルシンを放出して、

骨ホルモンが「若さの根源力」を高める！

骨が出す最高の若返り物質

——オステオカルシンの魔法の力

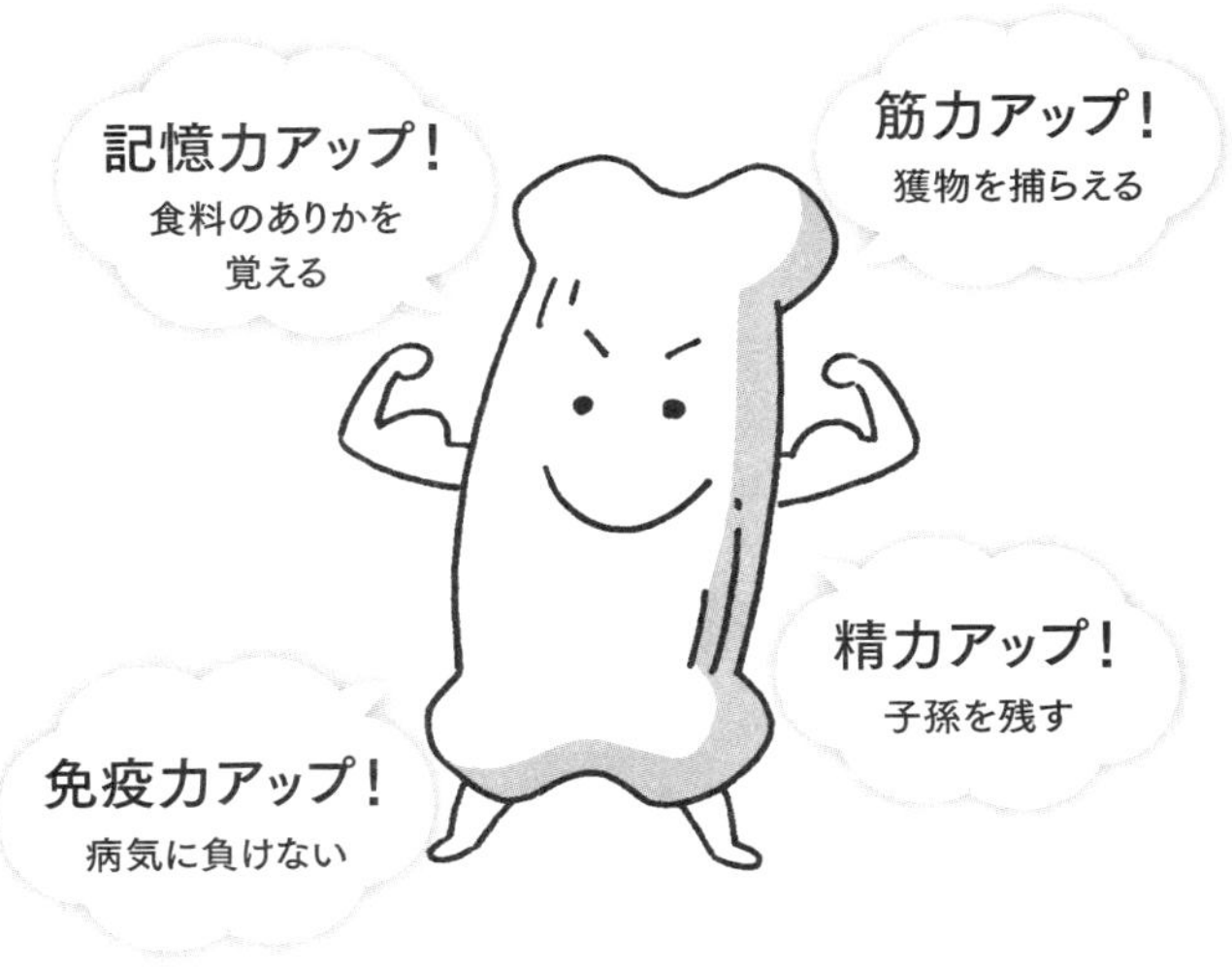

おすすめ運動 ──▶ かかと落とし（かかとに衝撃）
おすすめ食材 ──▶ 納豆（ビタミンK・119ページ参照）
分泌場所 ────▶ 骨芽細胞

全身の若さを保っています。それが脳に働きかけると、**記憶力を高める**ことがわかっています。

骨芽細胞から血液に放出されたオステオカルシンは、血流に乗って脳に運ばれ、海馬《かいば》という器官に到達します。そこで「記憶力を高めて」というメッセージを脳神経細胞に送りこみます。

海馬は、形状が似ているタツノオトシゴの別名。記憶や学習能力にかかわっています。脳神経細胞は、木の枝のように複雑に分岐した突起で別の細胞とつながり、神経回路（ネットワーク）を形成しています。

オステオカルシンは、**この回路を活性化させ、記憶力を高める働きをする**のです。

私たちが活動的に動いているかぎり、骨から骨ホルモンが分泌され、若さを保つことができる、とお伝えしましたね。そのかんたんな方法が、かかとに衝撃を与える運動「かかと落とし」です。

もし、物忘れが多くなっているようでしたら、ぜひ「かかと落とし」をやってみましょう。認知機能も改善しますから、ボケ予防にも効果があります。

骨ホルモンが「代謝のいい太らない体」をつくる

骨ホルモン・オステオカルシンが筋肉に働きかけると、どうなるでしょうか。

食事で摂った糖や、体内にたくわえられた脂肪が**効率よく活動エネルギーとして利用**されます（専門的には、糖代謝と脂質代謝といいます）。

人間は「基礎代謝」の働きで、眠っている間でも、呼吸をしたり心臓を動かしたりしてエネルギーを消費しています。じっとしていても、食事で摂ったカロリーも基礎代謝に使われますから、**代謝力が高い体は太りにくくなる**のです。

代謝に必要なエネルギーの多くは、筋肉で消費されます。

筋肉の量が多ければ使われるエネルギーも多く、代謝が活発化し、筋肉の量が減って筋力が弱くなれば、代謝は低下してしまうということです。

そして、ここが重要なのですが、オステオカルシンには、**筋肉量を増やして、筋力を高める働き**があるのです。オステオカルシンがエネルギー利用を促進して、筋力を高めていると考えられます。

筋力は20代をピークに、30代からは10年ごとに5～10パーセントずつ衰えていくといわれています。

筋肉量が減って筋力が低下すれば、当然、運動能力も落ちます。将来、寝たきり生活にならないためにも、今から、かかと落としなどの運動を始めて、積極的に骨トレをしていきましょう。

オステオカルシンには、生殖能力を高める働きもあります。

精巣で、精子を生みだす男性ホルモン（テストステロン）を増加させるのです。オステオカルシンがないと、精子の数が半分ほどに減ってしまうという研究があります。子どもの出生数にも影響を与えます。

まだマウスの実験段階なのですが、オステオカルシンをつくれないオスと、正常なメスを交配させたところ、正常なマウスのペアで交配させた場合に比べ、妊娠の頻度が低下し、1回で生まれる子どもの数が少なかったという結果が出ています。

こうした理由からも、かかと落としなどの運動で、オステオカルシンの分泌を活性化することが大切だということが、おわかりいただけるでしょう。

オステオカルシンの分泌が活性化すれば、精力絶倫も期待できるかもしれません。のちほど骨ホルモンの分泌量を増やす食事などの生活術を紹介しますが、手っとり早いのは「**食事より、まず運動**」。それを心がけることが、骨ホルモンの分泌量を維持・増加させる「絶対コツ」なのです。

80歳になっても「40代の驚異の免疫力」!

免疫力を高める骨ホルモンは、「オステオポンチン」というたんぱく質です。

これも、骨芽細胞から分泌されます。

骨髄には、赤血球や白血球、血小板（血管が傷ついたとき傷口をふさぐ作用があります）のもとになる細胞（造血幹細胞）が存在します。

なかでも、**免疫を担うのは白血球**。体内に侵入してきたウイルス、細菌などの外敵や異物から、体を守る免疫細胞です。白血球にはリンパ球などの多種な免疫細胞があり、緻密な連携で外敵や異物と戦っています。

たとえば、ナチュラルキラー（ＮＫ）細胞は血流に乗って体内をパトロールし、がん細胞を発見すると攻撃をします。

免疫細胞は外敵を発見して攻撃指令を出す細胞と、攻撃に専念する細胞とに役割が分かれているのですが、ＮＫ細胞はほかからの指令を必要とせずに単独で戦います。そのため、「**生まれつきの殺し屋（ナチュラルキラー）**」と名づけられています。

オステオポンチンの分泌量が増加すると、造血幹細胞の機能の若さが保たれます。**免疫細胞の量は、若いときと同じようなレベルが維持される**のです。

逆に、オステオポンチンの分泌量が減少すると、造血幹細胞の老化を促進します。

通常、細胞は加齢によって老化していきます。ところが、研究で明らかになったのは、造血幹細胞は**加齢を原因にして老化するのではなく、オステオポンチンの減少によって老化がもたらされている**ことでした。

高齢者の死亡原因の多くは、肺炎などの感染症です。加齢とともにオステオポンチンが減って免疫力が低下し、外敵や異物と戦う力が衰えることが原因です。

免疫力と若さは、相関関係にあります。

骨ホルモンで若さを取り戻せば、低下した免疫力は甦ります。80歳以上まで長生きした人が、中年並みの免疫力を持っていることは珍しくありません。

骨力も免疫力も、何歳からでも甦るのです。

「高血糖が解消する」から糖尿病も恐くない

骨ホルモンの働きは、「若さの根源力」に作用するだけではありません。

盛んな研究から、さまざまな臓器の働きを活性化することがわかってきました。

たとえば、オステオカルシンは膵臓の機能を高め、血糖値を下げるホルモンであるインスリンの分泌を促進します。その結果、血糖値が改善され、**中年太りや糖尿病を防ぎ、解消する効果が得られる**のです。

逆に、オステオカルシンが不足すると、血糖値の上がった状態が慢性化して、太りやすい体質になってしまいます。

食事から摂取した糖は、ブドウ糖となって、血液中にあふれでます。その量を示すのが血糖値です。血糖値が急上昇すると、膵臓から分泌されたインスリンがエネルギー源として、ブドウ糖を全身の臓器に届けます。

インスリンがおもに作用する臓器は、筋肉と肝臓の脂肪細胞。エネルギー利用されずに余ったブドウ糖は飢えに備え、脂肪に替えられて脂肪細胞にためこまれます。インスリンがエネルギー利用の調節をしているのです。

「中年太りは、カロリーの摂取量が消費量を上回ることで起こる」というのが定説でしたが、今では、**むしろ高血糖の影響が大きい**と考えられています。

肥満は、余ったブドウ糖が脂肪としてためこまれることで起こるのです。

血糖値が急上昇することをあなどってはいけません。インスリンが大量に分泌されることで、膵臓を疲れさせるからです。疲れきった膵臓は、働きが低下してインスリンの分泌力を低下させ、その効きを悪くします。このようなインスリンの働きが落ちることを「インスリン抵抗性」といいます。

するとどうなるかというと、血糖値が下がらない「高血糖」になります。その状態が続くと、糖尿病のリスクが高まるのです。

糖尿病は「**病気のデパート**」。さまざまな病気を呼びこみます。血管が傷ついたり、もろくなったりする動脈硬化がそのひとつです。その症状が進むと、脳や心臓の血管が詰まる、破れるといった病気が起こりかねません。

オステオカルシン（骨ホルモン）の分泌を活性化させることが、**いかに多くのリスクを防ぐか**、おわかりいただけたと思います。

最近、オステオカルシンの分泌量の少ない人に、血糖値の高い人が多いことがわかってきました。オステオカルシンの分泌力が衰えた骨粗鬆症の人に、血糖値の高い人が多いのです。

その理由ははっきりしていないのですが、糖がたんぱく質と反応しやすい性質があるからと考えられています。

血糖値の高い状態が続くと「**糖化**」という現象が起こり、糖が細胞などのたんぱく質にくっついてしまいます。糖化を起こした細胞は、エネルギーをつくるといった本来の働きができなくなってしまいます。

骨にもたんぱく質が含まれていますから、オステオカルシンの分泌力が低下してしまう可能性があります。

また、たんぱく質である、オステオカルシン自体の働きが低下するからではないか、ともみられています。

高血糖がオステオカルシンを減らし、そのことがさらに高血糖を呼ぶ――。

こうした負のスパイラルに陥る前に、早めに対処したいところです。

けっして、むずかしいことではありません。

かかとに衝撃を与える運動――かかと落とし100秒、これでよいのです。

「かかとをストン」——たった1週間で効果が出る！

たった1週間のかかと落とし——。

それだけで、オステオカルシンの分泌量が増え、高血糖が改善します。

健康指標のなかで、もっとも気をつけたいのが「HbA1c（ヘモグロビン・エーワンシー）」です。過去1〜2カ月の血糖の平均状態がわかります。

HbA1cは、赤血球のヘモグロビンが血液中の余分なブドウ糖に結合したもので、「糖化ヘモグロビン」ともいいます。ヘモグロビンは、赤血球に大量に存在するたんぱく質。体の隅々まで、酸素を運搬する役目を担っています。

HbA1cの値が6・5パーセントを超えると、糖尿病が強く疑われます。正常値は5・6パーセント未満。

糖尿病は国民病。日本は糖尿病人口が1割強もあり、世界有数の糖尿病大国です。予備群を含めると、5人に1人が高血糖と推定されます。

骨トレがもっと広まれば、糖尿病の予防・解消に貢献できるようになるでしょう。

じつは、**かかと落としが、HbA1cの数値を下げる効果があることが実証**されたのです。

これも、私が出演したテレビ番組（NHK『ガッテン!』・2017年2月15日放送）での実験です。50代、60代、70代の男女6人に、1日30回（100秒ではなくたった60秒です）のかかと落としを1週間、続けてもらいました。

6人は骨密度が正常なのですが、オステオカルシンの分泌は低めでHbA1cが高めの人。

結果は、**6人中5人のオステオカルシンの分泌が上昇**しました。

3人が10パーセント台。61歳の男性は187パーセント、73歳の女性が33パーセントも増えていたのです。

正常範囲内まで下がった人はいなかったものの、全員HbA1cが低下しました。

1週間の実験でしたので、全員に改善傾向がみられたのは、**かかと落としの効果が確かであることを示している**といってよいでしょう。

「かかとをストン」——老化の素「活性酸素」が消える

骨ホルモンには、老化をつくる原因物質を消す力もあります。

骨ホルモン・オステオカルシンが、**アンチエイジングの最凶の敵、「活性酸素」を消してしまう**ことが最近わかってきたのです。

体は食事で摂った糖や脂肪を、呼吸で取り入れた酸素で燃焼させて、活動源になるエネルギーをつくります。この過程で、酸素の数パーセントが活性酸素になります。燃えカスのようなものが残ってしまうのです。

活性酸素が過剰に発生し続けると、細胞は酸化して傷つけられ、機能が損なわれます。この状態が「**酸化ストレス**」です。これが糖化と並んで細胞を老化させる原因。「**老化とは、細胞の糖化と酸化による現象**」ともいわれています。

酸化は、細胞に金属と同じ「錆《さ》びつき」が起こること。酸化で細胞にある遺伝子が傷つくとがんを、血管の細胞が傷つくと動脈硬化を引き起こします。膵臓の細胞が酸化すれば、糖尿病の発症リスクが高まります。

このように、活性酸素は生活習慣病をはじめ、9割もの病気に深くかかわっています。

活性酸素は**本来、外部からの攻撃から体を守る**ためにつくられているもの。強力な酸化作用はウイルスや細菌を殺し、有害物質が体内に侵入するのを防ぎます。

紫外線も有害物質です。浴びすぎると活性酸素が大量に発生し、かえって皮膚の細胞を錆びつかせて、シミやシワをつくり、老化を促進させます。

酸化は、細胞のエネルギーの産生と消費を低下させます。すると、**基礎代謝が落ちますから、体は太りやすくなる**のです。

体にはもともと、オステオカルシンとは別に活性酸素を消去する抗酸化酵素が備わっています。ただ、40歳前後から分泌量が減ってしまいます。そのため、食事で補う必要があるのです。

具体的な食べ物については、4章で紹介します。野菜や果物に豊富なビタミンA、C、E、そして、ポリフェノールなどのファイトケミカル（植物性化学物質）が抗酸化物質として、活性酸素を消去します。

40歳前後から分泌量が減少する抗酸化酵素に代わって、**オステオカルシンがそれ以上の消去力を発揮する**と期待されています。

「かかとをストン」――これだけで効果抜群です。

体を老けさせる「疲れ」を解消！

人の一生には、「**老け時**」があります。急激に老けこむ時期です。

まず、本書のテーマになっている「**骨力が衰える**」時期。そして、「**体が疲れやすく、疲れが抜けない**」時期、そして、「**中年太りを起こす**」時期。

骨力の衰え、疲労、肥満――。

この3つは、**体が急激に老化を進める環境に変わっている**ことを示しています。本書の冒頭で述べたように、この時期、老化現象が体のあちこちで起こります。男性では、一度に「三重苦」に襲われることが少なくありません。女性の多くは30代、40代、50代と順を追って、これらの危機に陥りやすくなります。

体の疲労は、心臓や肝臓、血管などの臓器の活動を調整する「**自律神経**」**の働きすぎ**で起きます。

「運動すると筋肉中に増える乳酸が疲労の原因」などという説がありましたが、10年ほど前に否定されています。

自律神経は活動時や昼間に活発化する交感神経と、安静時や夜間に活発になる副交感神経のセットになっています。不規則な生活やストレスによって自律神経の働きが乱れると、体の器官にさまざまな不調が現われます。

「1杯のホットミルク」で疲れが抜ける！

7時間の「良質な睡眠」が、疲れを抜く――

夜はホットミルク

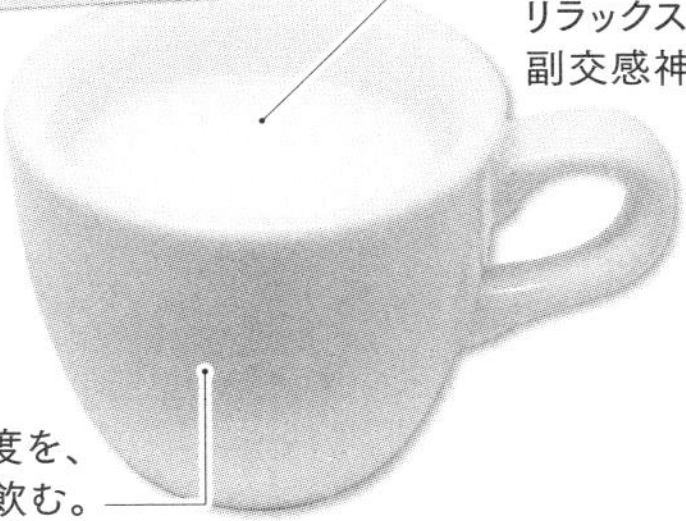

ミルクに含まれる
カルシウムに
リラックス作用が！
副交感神経が高まる。

1杯200CC程度を、
寝る1時間前に飲む。

昼はグレープフルーツジュース

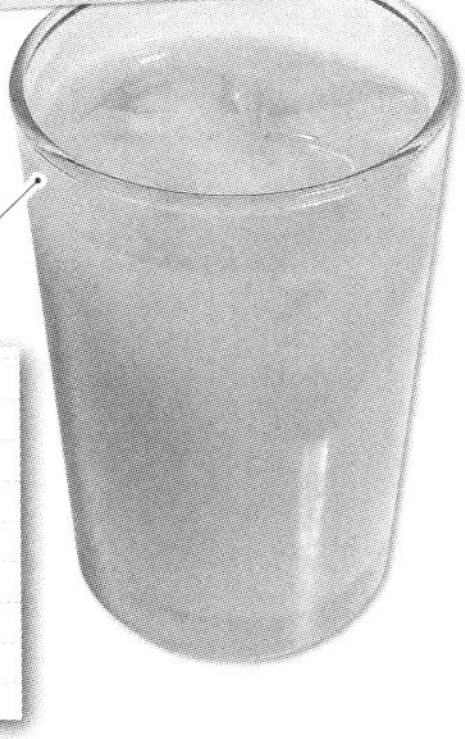

豊富なビタミンCは、
不安やイライラで活発化する
交感神経を鎮める。

なぜ、7時間睡眠？

免疫細胞の主役リンパ球は副交感神経が優位な睡眠中につくられる。自律神経のバランスが整い、免疫力が上がるのが7時間程度。

疲労と自律神経が、どうかかわっているのか、かんたんに説明しましょう。

運動時には、交感神経が活発に働きます。長時間のデスクワークでも、そこから生じるストレス、作業への集中、パソコンのモニターから出る電磁波などの影響で、交感神経が活発化します。

活発化した交感神経の細胞内では、**活性酸素が大量に発生して細胞にダメージ**を与えます。これが疲労の原因なのです。

疲労感をもたらすのは、「**疲労因子FF**」と呼ばれるたんぱく質です。

細胞が酸化でダメージを受けると、細胞で行なわれる栄養と老廃物の出し入れがスムーズに行なえなくなります。

老廃物とは、栄養素の吸収や有害物質の解毒の過程で発生する二酸化炭素、尿素、腸内ガスなどのゴミです。老廃物の増加が合図になって疲労因子FFが発生します。この情報が疲労シグナルとなって脳に伝わり、疲労感を生むのです。

疲れやすく疲れが抜けない時期を克服するには、**活性酸素の消去**はもちろんのことですが、**自律神経のケア**も大事です。

自律神経は生命活動を支える重要なシステム。呼吸、血液の循環、食べ物の消化といった営みが自然に行なわれているのは、すべて自律神経の働きによるものです。

そして、**骨ホルモン・オステオカルシンは、自律神経にも作用する**のです。自律神経はエネルギー代謝にかかわっていますから、代謝を活性化します。代謝が活性化すれば、体調もよくなります。つまり、体から疲れが抜けやすくなるのです。

トマト、りんご……「長寿ホルモンを増やす」食材

オステオカルシンに秘められたすごい力は、まだまだあります。

「長寿ホルモン」と呼ばれる「アディポネクチン」の分泌を盛んにするのです。

脂肪をためる細胞から、体の機能を調節するアディポサイトカインという物質が100種類以上も分泌されます。そのなかの1つがアディポネクチンです。

アディポネクチンの分泌量が多い人は、**病気になりにくい体質**であることが知られています。元気な高齢者は、たしかに分泌量が多いのです。

アディポサイトカインは、ホルモンと似た働きをする物質。その違いはどこでつくられているか、にあります。アディポサイトカインが細胞、ホルモンは臓器でつくられます。

アディポネクチンには、血管を若くして動脈硬化を防いだり、糖尿病を予防・改善するなどの働きがあります。

前述したように、動脈硬化とは血管老化のことです。少し補足をすると、血管壁が硬くなったり、血管内にコブができたりする病気です。血管が切れる、血管が詰まる脳梗塞や心筋梗塞など、突然死を招く血管事故の原因になります。

血管に障害が起これば、血流が悪くなります。全身の細胞に十分な栄養と酸素が行きわたらなくなるのです。スムーズな新陳代謝がさまたげられるので、体から若さが失われていきます。

アディポネクチンは、内臓脂肪からも皮下脂肪からも分泌されます。内臓脂肪は

「長寿ホルモン」を増やす食材

トマトが「長寿ホルモン」アディポネクチンを増やす――

抗酸化物質、リコピン、オスモチンがアディポネクチンの分泌を促す！

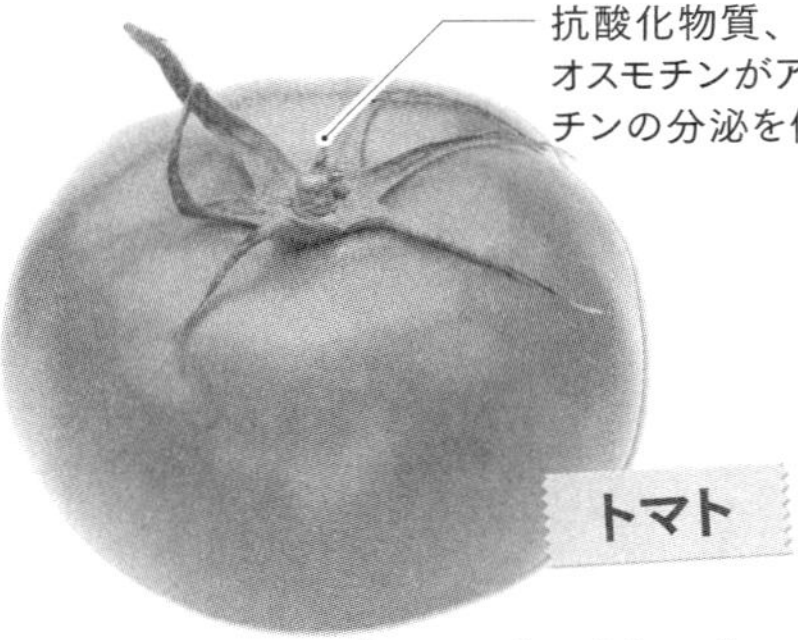

アディポネクチンの

おすすめ食品

オスモチンはりんご、キウイフルーツ、桃、さくらんぼにも多い。

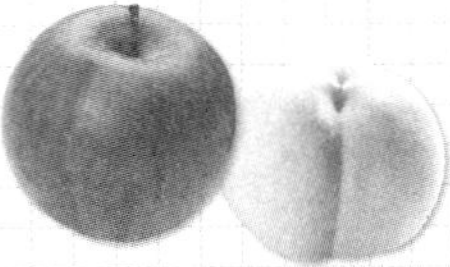

効能

- 内臓脂肪燃焼の促進。
- 糖質過多を防ぐ。
- 血管を広げる。
- 動脈硬化を防ぐ。
- がんの発症を防ぐ。

ポッコリお腹につまっている脂肪で、皮下脂肪は腰回りにたっぷりつく脂肪です。

アディポネクチンは内臓脂肪が過剰にたまると、分泌量が抑えられてしまいます。

そこで、**オステオカルシンが脂肪の蓄積を抑制して、分泌を促進するよう作用する**のです。なぜ内臓脂肪が分泌量をコントロールするのかは、よくわかっていません。

納豆を食べるだけで「オステオカルシン」がアップ!

じつは、オステオカルシンには2つの種類があります。

1つが、**骨を強く**して、もう1つが**若さ力をアップ**するのです。いずれも、ビタミンKがかかわっています。

骨はたんぱく質のコラーゲンにカルシウムが沈着してつくられます。そこに、ビタミンKとオステオカルシンが重要な役割を果たしているのです。

ビタミンKが豊富であれば、オステオカルシンは活性化して、コラーゲンにカルシウムを沈着させます。骨が硬くてしなやかなのは、弾力のあるコラーゲンに、硬いカルシウムなどのミネラルが沈着しているからなのです。ちなみに、コラーゲンの合成にビタミンKのサポートがあります。

破骨細胞から分泌される酸（pH4～4・4）によって骨が溶かされる際、ビタミンKと結合しているオステオカルシン（Gla・グラ）の2割ほどが、ビタミンKが分離したオステオカルシン（Glu・グル）に変化します。これを「**グル化**」といいます。グル化したオステオカルシンは、血液中に放出されます。

グル化したオステオカルシンにさまざまな働きがあり、若さ力をアップします。新しい骨づくりが始まると、新たに分泌されたオステオカルシンはビタミンKと結合して、骨を強くするのです。

ビタミンKが豊富で骨代謝が活発化すると、オステオカルシンのグラからグルへの変化がスムーズに進みます。グラ・グルは専門的な名称でむずかしいため、説明は省きます。

ビタミンKが不足気味の栄養状態だと、グル化したオステオカルシンが増えます。その分、骨が弱くなって大腿骨の骨折につながります。

ビタミンKを豊富に含む食べ物は、積極的に摂りたいものです。

ビタミンKには骨粗鬆症、動脈硬化の予防、血液凝固の働きがあります。

成人のビタミンKの必要摂取量は、男女とも1日150マイクログラム。ビタミンKは腸内細菌によってもつくられますし、さまざまな緑黄色野菜に多く含まれるので、通常の食事であれば不足する心配はいりません。

ただ、この必要量の値は、血液凝固を対象に策定されたものです。骨の形成に必要な量となれば、250～300マイクログラムとされています。

しかし、**オステオカルシンの活性化に必要なビタミンKの量は、1日に約500マイクログラム**と考えられています。

納豆1パック（40グラム）と小鉢2つ分のほうれん草で十分に補えます。納豆を日常的に食べている人は、食べていない人と比べてビタミンKの摂取量が約2倍、という調査結果があります。

3章

「骨スカ」に、絶対ならない対策を始めよう！

一生、寝たきりにならない「骨スカ対策」

20代、30代の女性に、**「骨がスカスカな人」**が増えています。

この年代の女性は、とにかくダイエットに熱心ですが、じつはこれがくせ者。過度なダイエットを行なうと、骨に必要な栄養素が不足し、骨代謝を正常に保つ女性ホルモンの分泌が弱まるからです。

骨量がいちじるしく減少し、骨密度が低下している――20代、30代を中心に、骨がスカスカな**「骨スカ」**な女性が増えているのです。

骨スカといえば、骨がもろくなる「骨粗鬆症《こつそしょうしょう》」。**高齢女性特有の病気と思われるでしょうが、それは間違い**です。

ある日突然、骨粗鬆症になるわけではありません。20年、30年もかかって発症します。たとえば、**20代で十分な骨貯金ができなかったり、早くから骨密度の低下が生じたりして徐々に進行**し、行き着いたところが骨粗鬆症なのです。

「鬆」の字は、「す」と読みます。大根の芯にできる、細かな穴が「す」です。骨にその「す」が入っている状態が骨スカで、骨スカはやがて骨粗鬆症という骨がもろくなる病気に進みます。背、腰、脚のつけ根、手足などの骨がいつ折れてもおかしくない状態になります。

女性は通常、40代ころから発症しはじめ、閉経後から年々、増加していきます。**男性だと、中年太りが完成する50歳前後から発症**がみられます。

健康な骨の内部では、骨全体を支える骨梁《こつりょう》と呼ばれる小さな骨の梁《はり》が、網の目のように縦横に組まれてスポンジ状になっています。骨の強度と、しなやかさを保ちます。骨スカになると、その強度もしなやかさも失われていきます。

骨粗鬆症の人口は、総人口のおよそ1割で1300万人超。**8割が女性**です。その予備群を含めると、**骨スカ人口は2000万人を超える**とみられています。近年、予備群は若年化しつつ増加傾向にあるのです。40代女性では、10人に1人以上が予備群、という調査結果が出ています。予備群というのは、そう遠くない将来、骨粗鬆症を発症する可能性の高い危険な状態にある人たちです。

予備群の平均年齢は55歳。骨量は、最大骨量の7〜8割に減少しています。そこまでいかなくても、骨密度低下の傾向にある20代、30代女性の「隠れ予備群」が存在します。その数を入れると、**日本女性は今、まさに「骨スカ危機」に直面している**、といえるでしょう。日本人の骨密度は、もともと外国人よりも1割ほど低いので、日本人は骨粗鬆症になりやすいのです。

男性も、油断はできません。50代まではゲーム世代。その前の世代と比べて、外遊びや体を使った遊びはあまりしてきていません。

また、食品添加物まみれのインスタント食品や加工食品、ジャンクフードといわれるスナック菓子類に埋もれてきました。骨に栄養と刺激を与えるような生活を送っていませんから、安心してはいられないのです。

このことを裏づける報告があります。中学生の骨折が40年前に比べて約2・5倍に増えているのです。40年前は、テレビゲームが大ブームになったころです。

「骨スカ」が招く危ない症状とは？

全身の臓器が老化する

太りやすい体
インスリンの分泌減少で、血糖値が上がり、太りやすくなる。

疲れやすい体
骨髄にある造血幹細胞が減るため、酸素を運ぶ赤血球も減少。それで疲れやすくなる。

病気に弱い体
白血球などの免疫細胞をつくる造血幹細胞の減少で、免疫細胞も少なくなり、免疫力が低下。

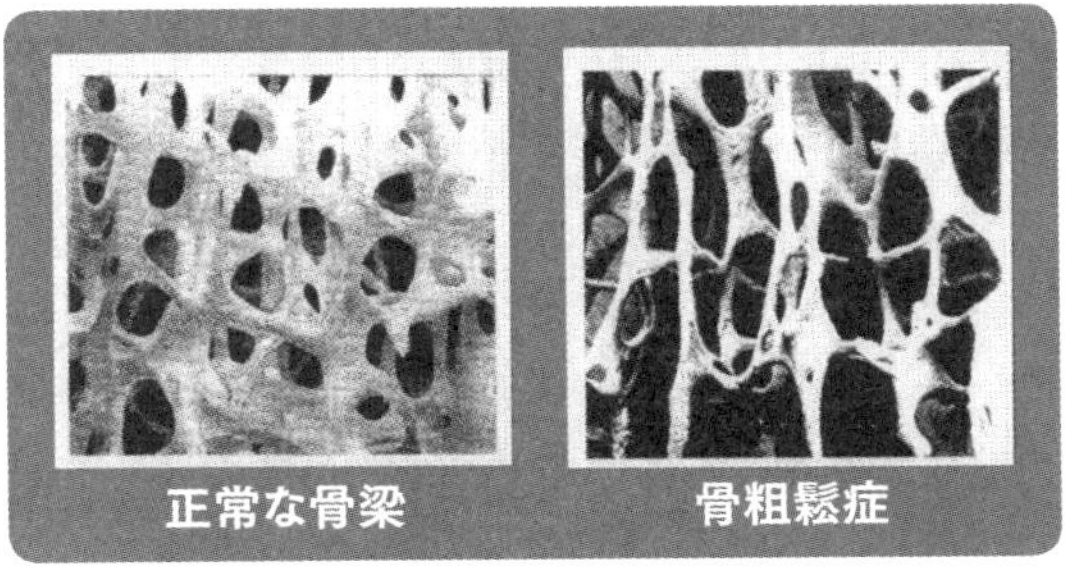

骨梁は骨全体を支えるまさに骨組み。

老けこむ体
全身の臓器の働きが悪くなる。

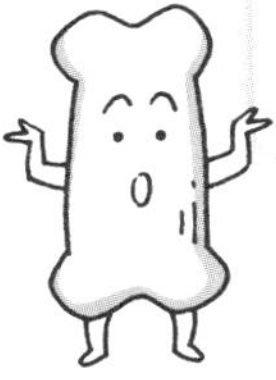

ボケる脳
寝たきりになることで、運動不足、脳への刺激低下となって認知症へとつながる。オステオカルシンの分泌低下で、認知機能が衰える。

肥満、それも中年太りが老化の生産工場、生活習慣病の温床といわれてきました。ところが近年、**骨スカがそれ以上に危険視**されています。

骨スカは、2章で警鐘を鳴らしたように、太りやすい体、疲れやすい体、病気に弱い体、老けこむ体、ボケる脳をつくり、あらゆる生活習慣病を呼びこみます。いい遅れましたが、骨粗鬆症も、立派な生活習慣病です。

骨粗鬆症の診断を受けなくても、骨スカはがんをはじめとする生活習慣病を超えた「**最凶の生活習慣病**」と、私は考えています。骨スカの終着駅は、「寝たきり生活」。女性の寝たきりの最大原因は、骨粗鬆症による骨折です。だから、女性には「**骨スカに、絶対になってはいけない**」と、注意を促したいのです。

今、どのような生活を送っているかが、将来の骨の健康を決定づけます。

よい骨の条件とは、「若返り機能が活発である」ことと「よい材質を持つ」こと。骨の若返り機能の活発化には、かかと落としなど骨に衝撃を与える運動が一番。

強くてしなやかな骨は、よい材質でできています。そして、そのよい材質をつくりだすのは、食事や睡眠などの生活習慣にほかなりません。さらに、体は柔軟性やバランスが必要です。これらを高める運動を日常生活に取り入れたいものです。

「骨の健康度を知る」かんたんチェック法

女性の骨量が多いか少ないかは、年齢と体重から推定できます。

この事実をもとにつくられた「**FOSTA（フォスタ）指標**」が、骨密度を測らなくても骨粗鬆症のリスクを知るもっともかんたんな方法として使われています。高・中・低の3段階のレベルでリスク度を測ります。

この指標はアジア8カ国、800人の女性を対象にした調査結果をもとにしたものです。40歳以上が対象ですが、それ以下の年齢の人も参考にできる指標です。

指標では、低体重の人に骨粗鬆症のリスクが高い傾向が現れています。閉経後の日本女性、約1100人を対象に行なった調査によれば、指標の値が「マイナス4

未満」の人の４割強が、実際に骨粗鬆症という結果でした。

ＦＯＳＴＡ指標は、現時点でどのくらいリスクがあるかどうかを探るためのものです。高リスクに該当したからといって、必ずしも骨粗鬆症だというわけではありません。骨粗鬆症の発症には、年齢や体重以外のことも影響します。

ただ、**骨スカの疑いがある、と自覚することが大事**です。骨スカは、早期発見が肝心。手当てが早ければ早いほど、改善されやすくなります。

骨密度のピークである20代になったら、**骨密度、いわゆる骨貯金がどのくらいあるか、将来のために知っておくべき**です。

骨密度検査は整形外科、内科、婦人科（更年期外来）で行なっています。背骨と大腿骨で調べます。検査費は４５００～５０００円程度。40歳からは、各自治体が行なう骨密度検査が受けられます。

家族に20歳以下の方がいたら、成長期、とくに女性ホルモンの分泌が高まる思春期は丈夫な骨をつくる**骨貯金**の最大のチャンス。過度なダイエットは禁物です。骨密度のピークを迎える20歳で１度、測っておくと予防に役立ちます。

40歳からの「骨粗鬆症」のリスクを知る

女性のための「FOSTA指標」

年齢と体重が交わるところがあなたの現在地。

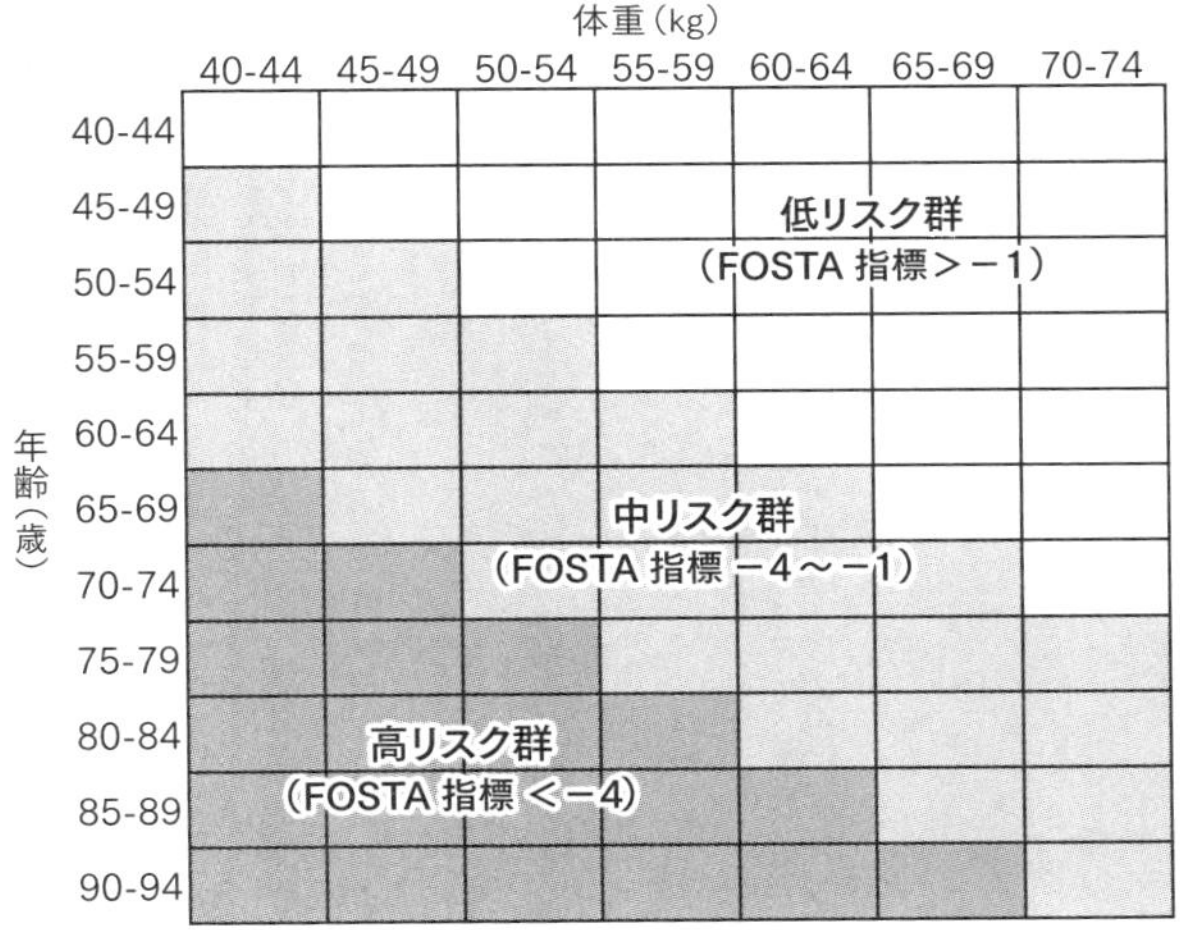

骨粗鬆症を知るための計算式

［体重（kg）− 年齢（歳）］× 0.2 ＝FOSTA

例：42歳で体重52kg

［52 − 42］× 0.2 ＝ 2（低リスク）

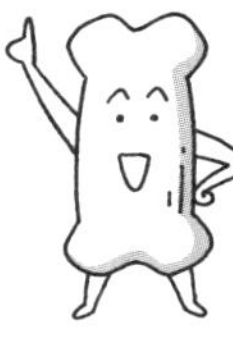

FOSTA指標 ➡ −4未満 → 高リスク群
−4 〜 −1 → 中リスク群
−1以上 → 低リスク群

男性の場合、姿勢が悪くなるといった兆候はあるものの、指標がないため、骨密度を知る機会はなかなかありません。兆候がなければセーフかというと、そうではなく、**男性の骨スカは、無自覚のうちに進んでいくから怖い**のです。

自覚症状として体幹が弱くなったと感じるようになったら、黄信号です。体幹は腹腔《ふくくう》という胃や肝臓、腸などの内臓が詰まったあたりを指します。底力が湧くところです。弱くなると、通勤電車内でよろける、重い荷物が持てなくなる、腰が重い・痛い、そして疲れがたまるといった変化が現れます。

女性は「体脂肪率22パーセント」を切ってはいけない!

骨スカは、なぜ女性に多いのでしょうか。

その理由は加齢を別にして、「女性ホルモンの分泌力」「遺伝・体質」「栄養のアンバランス」「生活習慣」「病気歴と薬歴」から知ることができます。男性にもあてはまる理由が多々あります。

骨は何歳になっても若返ります。たとえ「先天的な理由」があったとしても、毎日の生活のなかで、骨量を増やす運動と食事を心がければ、若くて強い骨に生まれ変わることができるのです。

骨スカになりやすい理由がわかれば、その対策もみえてきます。

骨粗鬆症はかつて、年齢のせいで不治の病といわれていましたが、**今では治る病気になっています。**その手前の骨スカなら、なおさらのことです。

骨を壊す破骨細胞と、骨をつくる骨芽細胞は協同作業で骨代謝を繰り返し、日々、古くなった骨を新しい骨につくり替えています。**破骨細胞は女性ホルモンの働きで、骨を壊しすぎないよう制限されています。**

ところが、女性ホルモンの分泌量が減少すると、破骨細胞の働きが活発になりすぎて、骨芽細胞の骨づくりが追いつかなくなります。そのため、女性ホルモンの分泌がほぼなくなる閉経後（少しは皮下脂肪から分泌される）、骨はどんどん壊されて骨スカが進んでいきます。

年齢を問わず、女性ホルモンの分泌力が低下している人は骨スカが心配です。無月経、生理不順、早い老化、これらが分泌量を減少させる要因です。20代女性の体が骨スカ化しても、けっして珍しいことではないのです。

過度なダイエットを繰り返していないか、食生活が乱れていないか、運動不足、睡眠不足などを見直す必要があります。

前述したように、**女性はダイエットで骨スカになる傾向が強い**です。過度なダイエットによるやせすぎは栄養不足に加えて、女性ホルモンの分泌を低下させるからです。

女性ホルモンの分泌には、**体脂肪率**が影響します。

標準的な体脂肪率は20~30パーセント半ば。**22パーセント以下**になると月経周期がくずれやすくなり、**女性ホルモンの分泌量が減少**します。

やせすぎて10パーセント台になると、女性ホルモンをつくる卵巣が正常に働かなくなってしまうのです。

女性ホルモンの分泌を活性化する習慣

骨スカ対策！

入浴で「体を温める」！

寝る1〜1.5時間前、39〜40度のぬるめの湯に15分程度つかる。すみやかに熟睡モードに！

体をこまめに動かす！

家事をこまめにこなしたり、就寝前の軽いストレッチが効果的。

ストレスをためない！

睡眠がいちばんの良薬。寝る前に、アロマをたいてリラックスするのもOK！

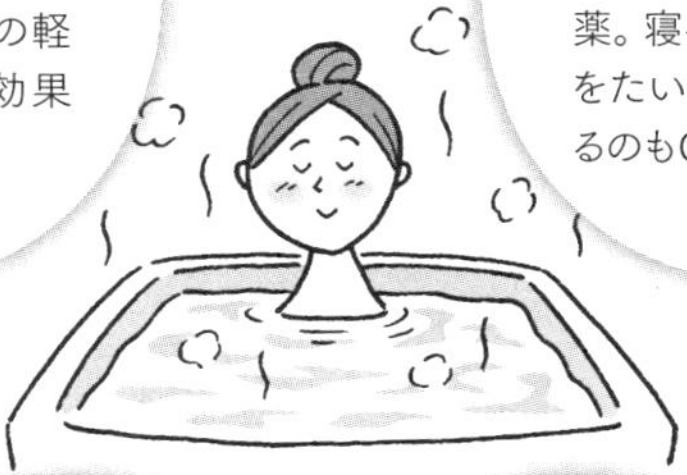

「ビタミンB_6」を摂る！

ビタミンB_6が豊富な、まぐろ、かつお、鶏肉、バナナを摂ろう！
納豆、豆腐など大豆製品もおすすめ！

ドキドキ、ワクワク、心に栄養！

趣味の充実や、新しいことに挑戦するのもよい。恋愛はもちろんOK！

食事に目を向けましょう。**納豆、豆腐などの大豆食品を積極的に摂る**ことをおすすめします。

大豆に豊富な大豆イソフラボンという抗酸化物質に、女性ホルモンと同じ作用があります。更年期障害をやわらげる効果があることでも知られています。

男性は女性より極端に骨スカが少ない――。男性は女性ホルモンと無関係なはずなのに、不思議に思いませんか。

男性にも少量ですけれど、女性ホルモンが分泌されています。皮下脂肪に、男性ホルモンを女性ホルモンに変換する酵素が存在するのです。

男性ホルモンも加齢とともに少しずつ分泌量が減少しますが、女性の女性ホルモンほど急激に減りません。

閉経後の60歳女性と同年齢の男性では、**男性ホルモンを十分に持つ男性のほうが、女性ホルモンの分泌量は倍近く多い**のです。

こうした理由から、女性のほうが骨スカ、骨粗鬆症になりやすくなります。

「小柄で細身の女性は、骨スカになりやすい」、なぜ？

骨には遺伝的要因もあり、遺伝率は6〜7割。身長の遺伝がもっとも大きく、次いで骨密度です。

ただ、遺伝だからと、溜め息をつくことはありません。生活環境の影響は3〜4割ですが、**骨の成長、健康を左右するのはむしろ環境**なのです。

骨粗鬆症の母親を持つ女性に、最大骨量が平均レベルに達していないというケースが多くあります。母親から、骨スカの体質を受け継いでしまっているのです。

FOSTA指標が示すように、小柄で細身だと、骨スカになりやすい傾向があります。骨は重力などの負荷がかかることで活性化します。負荷が大きければ大きいほど、骨量は増します。逆に、負荷が小さければ骨量は増えにくくなります。つまり、**大柄で体重のある人ほど骨量は多く、小柄で低体重の人ほど少ない**のです。

だからといって、太っているほうがよいとはいえません。太った体には、骨スカを促進するさまざまな悪玉要因が潜んでいます（4章で詳しく説明します）。

やはり、過度なダイエットは禁物です。肥満度を表す指標として使われるBMI（体格指数）の標準レベル（18・5以上〜25未満）の範囲であることが重要です。骨には「21」くらいが理想的。標準未満はやせすぎで、標準以上は肥満です。

BMI数値は、「体重（kg）÷身長（cm）÷身長（cm）」の計算式で求めます。食生活を見直して体重を増やし、かかと落としで骨芽細胞の力を高めましょう。

「朝食をきちんと食べる」だけでも違う！

毎日の生活のなかにも、骨スカのリスクは潜んでいます。

食事の面では、**よい骨をつくるカルシウムと、カルシウムの吸収を助けるビタミンDが不足している**ことが、骨スカを増やす原因です。

カルシウムが豊富な食品といえば、牛乳・乳製品。苦手な人は危険です。

1日に必要なカルシウム摂取量は、女性で650ミリグラム。男性では20代で800ミリグラム、30代以上は650〜700ミリグラムです。骨の健康にはこれでは足りなく、**800ミリグラム以上**は摂ってほしいと、私は考えています。

ところが、男女とも必要摂取量の7〜8割程度しか摂られていないのが実情です。

青魚嫌いな人も要注意です。青魚にはビタミンDが多く含まれています。

このビタミンDにいたっては、**女性は8割も不足**しています。男性も2〜3割は足りていないと推定されます。

ビタミンDは8割が日光浴によって皮膚でつくられますが、日本人の食事からの摂取は、青魚、しいたけなどの食材をおもな供給源にして、じつに9割にも上ります。

ほかには、骨代謝、骨質にかかわるたんぱく質、ビタミンKを意識した食事を、ぜひ心がけてほしいものです。

われわれの研究でも、**朝食を摂らない人の骨密度は低い**、という結果が得られています。これは朝食に重要な意味があるのではなく、1日の食事の回数が減ることで、カルシウムやビタミンDなどの必要な栄養素が十分に摂取できていないから。

一方で、**摂りすぎて骨質を劣化させる食品**があります。清涼飲料水やスナック菓子類です。どちらも糖質が多く、糖化の問題があって骨質を悪くします。糖化については、4章でその問題点をあらためて説明します。

スナック菓子に**防腐剤として添加されるリン（リン酸塩）が、骨量減少の原因**になります。

リンはカルシウムと結合しやすい性質を持ちます。骨の材料となるカルシウムは、リン酸カルシウムとして結晶になっています。現代の食事ではリンが不足することはなく、逆に過剰摂取になっています。

リンを摂りすぎると、せっかく摂ったカルシウムはリンとの結晶化が進み体外に排出されてしまいます。つまり、骨材の原料を欠くことになって、骨量が減ってしまうのです。

この食品は、摂りすぎてはいけない！

骨スカ対策！

糖質が多い食品
骨質が悪くなる

清涼飲料水、スナック菓子類。

コーヒーは4杯まで
骨密度低下を招く

コーヒーはカフェイン量が多いため、1日に4杯まで！　緑茶、紅茶はおすすめ！

リンが多い食品
骨量が減る

インスタント食品、加工食品、レトルト食品、冷凍食品、輸入食品、清涼飲料水。

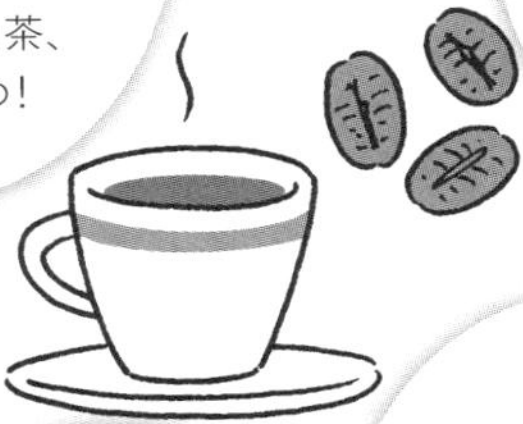

お酒の飲みすぎ
骨折のリスクを高める

日本酒換算で1日2合。適量を心がけよう！

塩分の摂りすぎ
カルシウムが不足する

塩分の代わりに牛乳を入れてコクを出す「乳和食」がおすすめ！

体はうまくできていて、骨細胞からリンを排出する作用のある物質（FGF23）が分泌されています。そのトリガー（きっかけ）になるのが、かかと落としです。

嗜好品にも気をつけたいものです。

がん予防などの健康効果がある**コーヒーは、1日4杯を限度にする**ようにしましょう。コーヒーに含まれるカフェインが、カルシウムの吸収を邪魔します。利尿作用があるので、カルシウムは尿とともに体外に排出されやすくなります。

同じカフェインを含む緑茶や紅茶には、その心配はありません。カフェインの含有量はドリップコーヒーの4分の1弱、インスタントの2分の1で、飲んでもカルシウム吸収を妨《さまた》げるほどの影響はないのです。

逆に、骨のコラーゲンの酸化を防ぎます。緑茶や紅茶に含まれる抗酸化物質・**カテキンに、活性酸素を消す強い作用力がある**からです。

適度な飲酒は古来、「百薬の長」と健康への効用が謳われています。

たしかに、赤ワインに含まれるポリフェノール（抗酸化物質）が動脈硬化を予防し、血圧を安定させる効果があります。日本酒も、発酵の過程でできるさまざまな成分に滋養効果があり、健康に役立つことがわかっています。

一方で、過度な飲酒はがんや血管疾患の発症リスクを高めます。飲めば飲むほど、脳を萎縮《いしゅく》させて、認知症のリスクが跳ね上がることも明らかになっています。

骨スカも例外ではありません。**アルコールには利尿作用があるため、カルシウムが過度に排泄されるから**です。近年の研究では、骨粗鬆症のリスクを高め、脚のつけ根（大腿骨近位部）の骨折のリスクを1・5倍以上も高めることがわかっています。

高齢での大腿骨の骨折は寝たきりに直結し、生活の質を悪くします。

アルコールはアセトアルデヒドという、二日酔いをもたらす作用がある毒性物質をつくりだします。この**アセトアルデヒドが、骨をつくる骨芽細胞の機能を低下させる**こともわかってきました。アセトアルデヒドの血中濃度が高まると、活性酸素による酸化ストレスにさらされることになります。

適度な酒量の目安は、男性の場合、日本酒換算で1日2合。日本酒1合分はビールなら中瓶1本、ワインでワイングラス2杯、ダブルのウイスキーなら1杯。焼酎は200ミリリットル程度に相当します。女性は、いずれも半分の量が適量です。

1日15分、「手の甲で日光を浴びてみよう」

寝ているよりも座る。座っているよりも立つ。立っているよりも歩く。そして、歩いているよりも軽く運動する――。

運動不足は骨だけではなく、全身の健康に強く影響をおよぼします。骨量だけなら、かかと落としの習慣で十分なのですが、全身的な健康となれば、やはり適度な運動は必要です。運動に割ける時間が少ないという人は、**骨に衝撃が与えられて、なおかつ全身運動になるもの**を行なうとよいでしょう。

もっとも適しているのが、**大股速足を取り入れたウォーキング**（詳しくは5章で紹介します）。かかとから着地するのがポイントです。

ゲームとして仲間と楽しむなら、ジャンプ運動を頻繁に行なうバレーボールやバスケットボールをおすすめします。ストレスの解消にもなります。

意外なところで、しゃがんだり中腰になったりして行なう家事。たとえば風呂の洗い場と浴槽の掃除。お尻を落とすので、重力がかかります。けっこう負荷があって、全身運動になります。

全身運動でも骨に影響しないのが、水泳です。浮力がかかり、重力がかからないからです。

運動となると、屋外の場合は紫外線が気になります。紫外線は皮膚を酸化させ、肌に**シミ・荒れ肌**などの「**光老化**」をもたらします。

女性は美白願望も強く、日焼けを嫌い、加えて皮膚がんを引き起こす原因になることから入念な紫外線対策を施します。この10年間、化粧品でもっとも売り上げが伸びたのはサンスクリーン（日焼け止め）剤といわれています。

骨にも害をもたらします。紫外線による酸化は、全身にある女性ホルモンを受け取る受容体を30代から劣化させます。女性ホルモンの恩恵が、あまり受けられなくなるのです。

骨芽細胞にもある受容体も女性ホルモンと結合できなくなり、骨をつくる働きが弱まります。

ところが、紫外線には二面性があり、**「日焼け止め」が骨の大敵になる**のです。カルシウムの吸収を助けるビタミンDは、厚生労働省が定めた1日の必要量（5・5マイクログラム）の8割が紫外線によって皮膚でつくられます。

1日15～30分、手の甲で日光を浴びるだけで、十分な量のビタミンDがつくられます。骨の健康のためには、15マイクログラムを目標量としています。

青魚、しいたけなどの食材もビタミンDの補給源なのですが、魚離れもあって十分な量が摂られていません。女性の9割が必要量を確保できていないのです。

紫外線でのビタミンDの生成は、6割未満といわれています。**極度に紫外線を避ける風潮**がその一因です。

ビタミンD不足には、地域差の問題もあります。北海道と東京では必要な日光浴の時間が大幅に違います。たとえば、10マイクログラムのビタミンDをつくるのに要する時間が、「札幌・つくば（茨城県）・那覇」の3つの観測地点で大きな差があることが明らかになっています。必要量の生成は那覇で42分、つくばが98分、札幌ではつくばの2倍以上の226分も要しています。事実上、不可能です。

季節によっても、その量は違います。ビタミンDの血中濃度は4月がもっとも低く、9月がもっとも高い。4月は紫外線の弱い1月・2月の影響で、9月は夏の貯金というわけです。

日本の皮膚がん人口は、有病者が多いオーストラリア、ニュージーランドに比べて100分の1以下。あまり怖がらずに、**晴天の日は15分、日光を浴びる**ようにしましょう。

1日の必要量のビタミンDができるのに、そのくらいの時間が必要なのです。とくに、冬季の北日本では食べ物からの補給に加え、積極的な日光浴を行なう必要があります。

正午前後が、「よい日差し」を浴びる絶好の時間帯です。毎日行なう必要はなく、週に3回程度で十分。

ランチは外でという人は、その日は片道歩いて15分ほどの店まで行けば、十分な量のビタミンDが生成できるのです。そして、食事からも積極的に摂って目標量を補いましょう。

タバコも、骨量を減らす重大なリスク。喫煙は血流を悪くします。血液中のカルシウムは血流の停滞したところに沈着し、体内に吸収されなくなります。また、ニコチンなどの有害物質が女性ホルモンの作用を抑えることで、骨量の減少を招きます。

タバコを吸っている女性は、骨スカになりやすいので要注意です。

あとで紹介する事例のように、私が勤務する女性医療センターにみえられる女性の受診動機で多いのが、婦人科系のトラブルとその手術経験、そして、骨折体験。

一般に、男性で骨スカになりやすいのは、糖尿病や動脈硬化を抱えている人です。気管支喘息などの治療に使うステロイド内服薬も、リスク要因になります。

こうしたリスク要因があっても、骨量を増やす運動と食事を心がければ、事例で示す治療法で若くて強い骨に生まれ変わります。

運動、食事、薬——骨粗鬆症はこの3つで治す

骨スカは、早期発見が肝心です。女性は30代に入ったら、なるべく骨密度の検査を受けるようにしてください。正常であっても、**45歳前後からは5年に1度、受診することが**望ましいのです。

とくに、前項までに述べてきた「骨スカになりやすい条件」にひとつでもあてはまるなら、検査を受けることをおすすめします。

検査は腰椎か大腿骨近位部（脚のつけ根）の骨密度を測定します。通常、使われる「DXA（デキサ）法」は、2種類のX線を骨にあてて**1平方センチあたりの骨密度**を測定します。

胸部X線の検査の20分の1ほどの微量なX線しかあてないので、被曝など体への

悪影響はありません。服を着たままベッドに横になるだけで、すみやかに測定することができます。治療効果の判定や、骨折の危険性をも予測する検査法です。

骨粗鬆症かどうかの判定は、骨密度の高い若い世代（20〜44歳）の平均値（若年成人平均値＝ＹＡＭ）と比べて行ないます。

70パーセント未満の場合、骨粗鬆症と診断されます。70パーセント以上80パーセント未満は予備群、**80パーセント以上は正常**です。

骨密度が70パーセント以上でも、椎体（背骨）圧迫骨折か大腿骨近位部骨折をしたことがあれば骨粗鬆症と診断されます。

80パーセント未満でも肋骨、骨盤、橈骨《とうこつ》遠位部（手首の骨）などの骨折歴があれば、やはり骨粗鬆症です。

骨粗鬆症の治療には、**薬剤**療法を主にして**運動**療法、**食事**療法を採り入れます。予備群も程度に応じて、この3つの療法を行ないます。

私の女性医療センターには、骨粗鬆症の不安を抱えた多くの女性がみえます。おおむね、女性ホルモンのアンバランス、骨折歴がきっかけとなって来院されます。

女性ホルモンのアンバランスを抱える人の多くは、婦人科系の手術歴があります。骨粗鬆症はかなり進行しても痛みや違和感がほとんどなく、**骨折をしてはじめて気づく人**が少なくありません。

家族に骨粗鬆症の方がいることも、受診動機になっています。骨粗鬆症の人もいれば、その予備群、あるいは軽微な骨スカ、正常と、その結果はさまざまです。

実例！ 骨粗鬆症でも「正常な骨密度」に戻せる

長い間、1度減った骨量は元に戻せないといわれてきました。せいぜい女性ホルモンの分泌低下を補うホルモン補充療法や、骨をつくるカルシウム、ビタミンD製剤を投与するだけでした。

近年、研究の結果、適切な薬剤の使用で改善できることがわかってきました。

最近の治療薬は継続的な使用により、**骨密度がいちじるしく上がります**。半年に1回、皮下注射する新しい薬は、かなりの確率で骨折を防止できます。

4年前、テレビ番組で私を知り、外来にみえたGさんは、骨折の後遺症と女性ホルモンの低下、そして体質に不安を抱えていました。Gさんは、受診の2年前に足首を骨折して歩行困難になり、リハビリに6カ月間も通っていました。腰椎の骨密度は正常値でしたが低め。**大腿骨は66パーセントと骨粗鬆症のレベル**でした。

Gさんは当時45歳。153センチで42・5キロ。BMIが18・15ですから小柄でやせ気味です。頻繁に生理不順に悩まされていました。父親に大腿骨近位部の骨折歴があることも不安材料でした。遺伝は母親からだけではなく、父親からもあったのです。

治療は、**ビタミンDとKの薬剤投与のみ。ほぼ1年で改善**しています。Gさんは現在も通院されていて、腰椎も大腿骨も正常値ですが同年齢に比べるとまだ低めです。

まず現在の骨量を保つことを指導しています。加齢すれば年齢の平均値は下がりますから、相対的にGさんの骨密度は高いレベルにあることになるからです。

実例——「骨粗鬆症」は治せる！

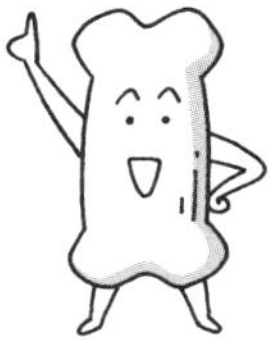

ビタミンDとKの薬剤療法で、
じっくり、ゆっくり、正常域に戻った！

Iさんの場合

［初診時 2012年9月　年齢37歳　身長155㎝
体重 53kg　BMI 22］

出産半年後受診。胸椎・腰椎4カ所に圧迫骨折あり。
骨密度は腰椎も大腿骨もともに完全な骨粗鬆症レベル。
授乳するとカルシウムが抜けるため、母乳をやめてもらう。

● **薬剤療法**
活性化ビタミンDとビタミンK。

● **骨密度経過**
2014年 腰椎69% 大腿骨71%
2015年 腰椎74% 大腿骨78%
2016年 腰椎74% 大腿骨78%
食事指導で、体重を増やす（59kg）。
2017年 腰椎78% 大腿骨75%
2018年4月 腰椎79% 大腿骨81%

一時、大腿骨の骨密度が下がったが、初診時から5年半で、腰椎・大腿骨ともに正常域に戻る。

食事と運動で予防——年に1度の検査を希望

Jさんの場合

［初診時 2018年3月　年齢43歳　身長156㎝
体重 55kg　BMI 22.6］

母親が骨粗鬆症だったため、心配で受診。

結果、骨密度は腰椎86%、大腿骨89%。数値は正常だったが、「予防に努めたい」という本人の希望により、食事と運動を指導。1年に1度、検査をすることに。

やはり4年前に来院されたHさん（当時44歳）は、2回子宮筋腫の手術歴がありました。初診時、腰椎の骨密度がかろうじて正常値の80パーセント。大腿骨は予備群レベルの72パーセントでした。身長161センチ、体重48キロですからBMIは18・5でギリギリ標準値。母親と祖母が骨粗鬆症です。

Hさんはほかの病院で筋腫の治療として、女性ホルモンの低下療法を行なっていました。そのことで、骨密度に不安を抱いていました。

ビタミンDとKの薬剤治療で改善に向かった2年後、体重の増加を目指して、骨に負荷をかける運動を積極的にやってもらいました。するとすぐに成果が現れて、体重が50キロに増えました。Hさんは現在も通院中で、**骨密度はともに80パーセント強の正常値レベル**に上がっています。

アンチエイジング医療では、サプリメントの処方があります。私もアンチエイジングの医師ですが、サプリの処方は行ないません。骨折治療などへの有用性がはっきりしていない、などの問題点があるからです。

私は薬を服用するほどではない人には、サプリの使用もひとつの方法といっています。しかし、**サプリよりも、バランスのとれた食事をおすすめしています。**

Gさんも Hさんも年に2〜4回程度、受診しています。

骨代謝はゆっくりです。日常生活に支障がなくなって不安も消えた2人は、さらに健康的で豊かな生活が送れるようじっくり取り組んでいます。

骨はどんな状況からでも、若返るのです。

1に牛乳、2にチーズ……おすすめ「カルシウム食品」

かかと落としは、若返る仕組みを動かすトリガー（きっかけ）です。

若さと美しさのもとをつくるのは、食べ物の栄養素です。**運動と食事は対になって、抜群の若返り効果をもたらす**のです。

骨といえばカルシウムなのですが、これだけでは健康な骨はつくれません。カル

カルシウム・チェック判定

女性は必要量の6割しか摂れていない

合計点数	判定	アドバイス
20点以上	よい	1日に必要な800mg以上のカルシウムが摂れています。このままバランスのとれた食事を続けましょう。
16～19点	少し足りない	1日に必要な800mgのカルシウムに少し足りません。20点になるよう、もう少しカルシウムを摂りましょう。
11～15点	足りない	1日に600mgのカルシウムしか摂れていません。このままでは骨が脆くなっていきます。あと5～10点増やして20点になるよう、毎日の食事を工夫しましょう。
8～10点	かなり足りない	必要な量の半分以下のカルシウムしか摂れていません。カルシウムの多い食品を、今の2倍摂るようにしましょう。
0～7点	まったく足りない	カルシウムがほとんど摂れていません。このままでは骨が折れやすくなって、とても危険です。食事をきちんと見直しましょう。

出典：「骨粗鬆症の予防と治療ガイドライン2015年版」より

体内のカルシウムは、ふだんの食事で、つねに一定量を保とう！

1度にたくさんの量を摂っても、排出されてしまう。

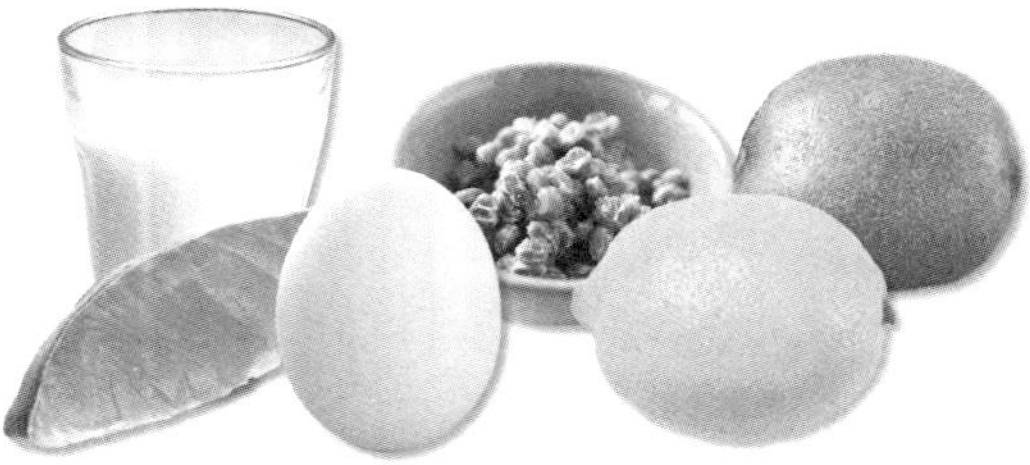

カルシウム、足りている？　足りていない？

「カルシウム」自己チェック表

以下の10の質問に答え、合計点数を出してください（判定は右ページで）。

質問	0点	0.5点	1点	2点	4点	点数
牛乳を1日どのくらい飲みますか？	ほとんど飲まない	月1～2回	週1～2回	週3～4回	ほとんど毎日	
ヨーグルトをよく食べますか？	ほとんど食べない	週1～2回	週3～4回	ほとんど毎日	ほとんど毎日2個	
チーズ等の乳製品やスキムミルクをよく食べますか？	ほとんど食べない	週1～2回	週3～4回	ほとんど毎日	2種類以上毎日	
大豆、納豆など豆類をよく食べますか？	ほとんど食べない	週1～2回	週3～4回	ほとんど毎日	2種類以上毎日	
豆腐、がんも、厚揚げなど大豆食品をよく食べますか？	ほとんど食べない	週1～2回	週3～4回	ほとんど毎日	2種類以上毎日	
ほうれん草、小松菜、チンゲン菜などの青菜をよく食べますか？	ほとんど食べない	週1～2回	週3～4回	ほとんど毎日	2種類以上毎日	
海藻類をよく食べますか？	ほとんど食べない	週1～2回	週3～4回	ほとんど毎日		
シシャモ、丸干しいわしなど骨ごと食べられる魚を食べますか？	ほとんど食べない	月1～2回	週1～2回	週3～4回	ほとんど毎日	
しらす干し、干しエビなど小魚類を食べますか？	ほとんど食べない	週1～2回	週3～4回	ほとんど毎日	2種類以上毎日	
朝食、昼食、夕食と1日に3食を食べますか？	ほとんど食べない	1日1～2食		欠食が多い	きちんと3食	
合計点数						

シウムの吸収を助けるビタミンD、オステオカルシンを活性化させるビタミンK、骨を支えるコラーゲンをつくるたんぱく質など栄養素はまだまだあります。ここでは、鍵となる7つの栄養素とそれらを豊富に含む食材から紹介していきます。

カルシウムは、骨の主要成分です。カルシウムが不足した骨スカに、過剰な重さが加わると骨折を起こします。

数千万年前に棲息した恐竜の絶滅理由のひとつに、カルシウム不足と荷重負担があったといわれています。もともと水中に棲息していた恐竜は、水中で自由にカルシウムを摂っていました。

しかし、陸に上がってからは、カルシウムの摂取がままならなくなりました。そのうえ、二足歩行になり、大腿骨頸部に1平方センチあたり2トンもの重さがかかります。カルシウム不足で骨粗鬆症を発症し、荷重負担で骨折をきたして絶滅にいたった、と推測されています。

カルシウムは歯の材料にもなります。**カルシウムの99パーセントは骨と歯**にあり、残りの1パーセントが心臓、血管の働きや、神経の働き、筋肉活動を助けています。

骨をつくる3大栄養素

カルシウム――骨の主要成分

1日の目標量 800mg以上

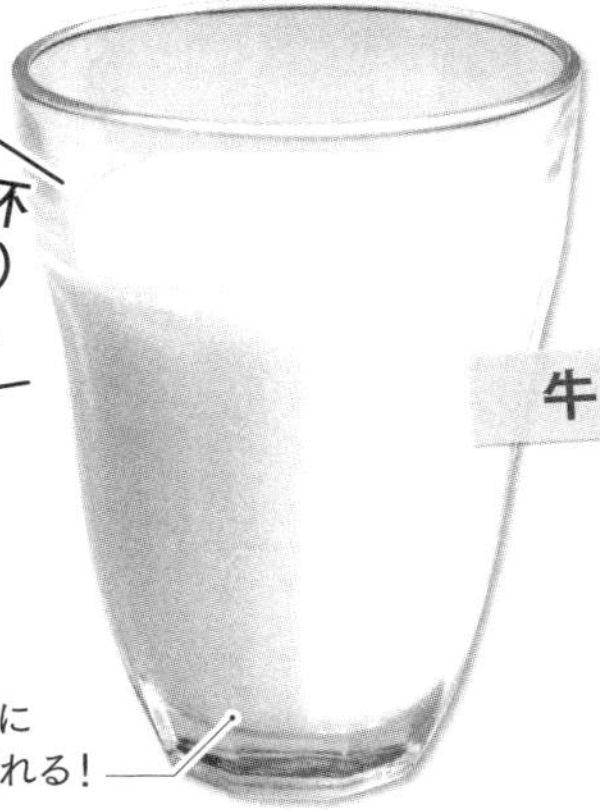
牛乳
コップ1杯（200cc）220mg
もっとも効率的にカルシウムが摂れる！

おすすめ食品

プロセスチーズ
1切れ /25 g→ 158mg

ヨーグルト
1カップ /100 g→ 120mg

生揚げ
1枚 /120g → 288mg

高野豆腐
1個 /20 g→ 126mg

効能

- 骨を強くする。
- 血糖値の上昇を抑える。
- 神経細胞の情報伝達。
- イライラ感を抑える。
- スムーズな筋肉収縮。

カルシウムは体内に吸収しにくいミネラル。ですから、**1日800ミリグラムの摂取**を目指しましょう。紫外線対策とカルシウムが不足する和食の影響で、女性の平均摂取量は2000年以降、500ミリグラムにも達していません。

カルシウムが豊富な食材は牛乳、チーズなどの乳製品、小魚、海藻、大豆および大豆製品、緑黄色野菜（小松菜）などです。

牛乳はコップ1杯（200ミリグラム）に、約220ミリグラム含まれていますから、目標量の4分の1強にあたります。とても**効率的な補給源**です。

牛乳を1本でも多く摂る人は、認知症の発症リスクが低くなる――生活習慣病の研究で有名な福岡県久山町の住民、約1000人を追跡調査した結果です。

牛乳が苦手な人は、**チーズやヨーグルトなどの乳製品で補います**。運動をすることで、骨にカルシウムの沈着が進み、骨太になります。

牛乳の代わりに**豆乳でもよい**のですが、カルシウムの含有量が牛乳の3分の1にも満たないのです。ただ、女性ホルモンに似た作用をする大豆イソフラボンが豊富、という魅力があります。1日に必要な量が、コップ1杯で摂ることができます。

最近、「乳和食《にゅうわしょく》」という食事スタイルが提唱されています。**塩分の代わりに牛乳でコクを出して味を補う**というもの。減塩にもなり、カルシウムも摂れ、骨にもよい食事です。納豆に、少量の牛乳を入れるだけでもよいのです。ネットに、さまざまなレシピが紹介されています。

「じゃこひとつまみ」で、骨に必要なビタミンDが摂れる

ビタミンDは、スーパービタミンといわれるほど、優秀な栄養素。

ビタミンは元来、体内では合成されないので、食事から摂取する必要があります。

ところが、ビタミンDにかぎって、8割は皮膚で合成されます。

ビタミンDは、**カルシウムの吸収をよくし骨を丈夫にする**だけでなく、免疫力を高めて**病気になりにくい体**をつくります。また、筋肉を増強して代謝を上げ、肥満

を予防・改善します。ビタミンDは、**優れたダイエットビタミン**でもあるのです。

ビタミンDには椎茸に代表される植物性と、魚に含まれる動物性があります。人体により有用なのは動物性です。効率よく補給できるのは魚で、なかでも**鮭はビタミンDをもっとも多く含んでいます**。

鮭は、身が赤くても白身魚。赤い色はアスタキサンチンという天然色素で、強力な抗酸化物質です。**鮭は最強の抗酸化食材**といわれるゆえんです。活性酸素を消去するのですから、骨の健康には絶対に欠かせない食材です。

ほかにいわし、さんまなどの青魚、ひらめ、じゃこ、うなぎ、飛びぬけて豊富なのはあん肝。植物性ではきくらげに多く含まれます。

ビタミンDは、女性の8割が1日の目標量（15マイクログラム）どころか、厚労省が定めた必要量（5・5マイクログラム）にも足りていません。

食材で摂る場合、**鮭なら1／2切れ**、いわし1尾、さんま1尾、乾燥したきくらげなら20グラムほどで確保できます。**じゃこ（しらす干し）ひとつまみ（10グラム）でも、必要量が摂れる**のです。

骨をつくる3大栄養素

ビタミンD――カルシウムの吸収を助ける

1日の目標量 15～20μg

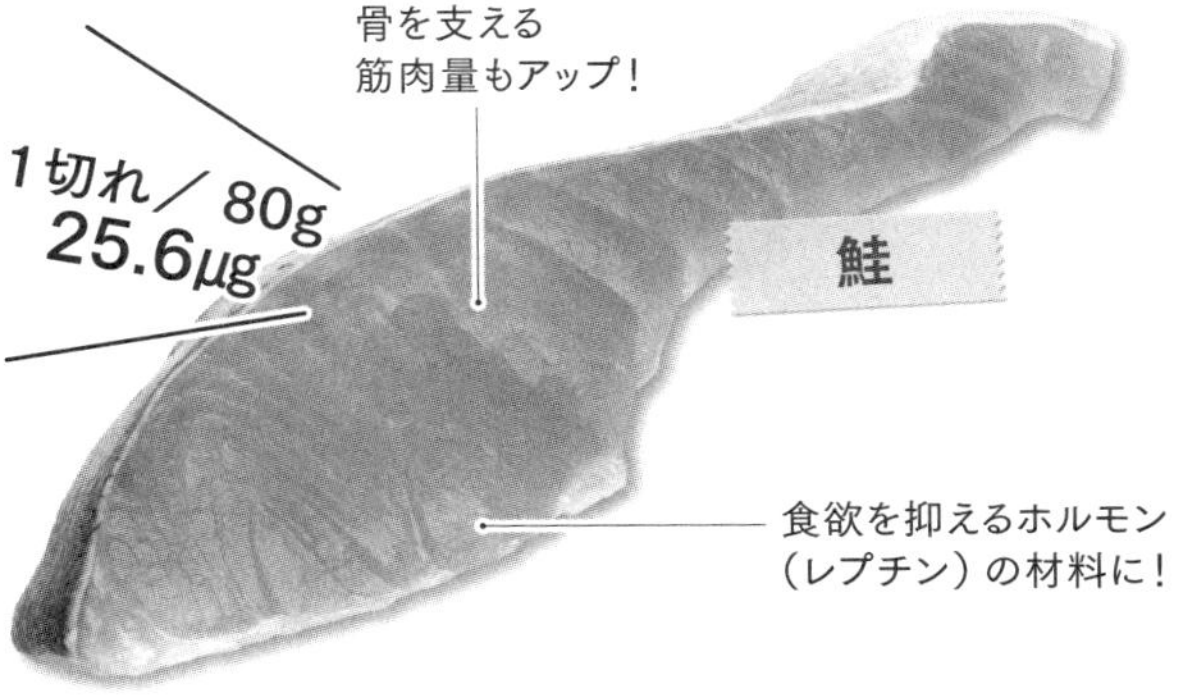

おすすめ食品

じゃこ
ひとつまみ /10 g→ 6.1μg

いわし丸干し
1尾 /30g → 15μg

さんま
1尾 /100 g→ 14.9μg

乾燥きくらげ
2個 / 1g→ 1.7μg

効能

- 筋肉量を増やす。
- 内臓脂肪の蓄積を抑える。
- 免疫力を上げる。
- 発がん率を下げる。
- 脳梗塞を防ぐ。

とはいえ、毎日、魚ではたいへんです。でも、じゃこや鮭のフレークなら継続がかんたんでしょう。朝食で摂るようにすると、習慣化しやすくなります。ビタミンDは納豆、みそなど大豆製品と摂ると、効果が倍増します。

骨をつくる「たんぱく質食品」は断然、肉！

骨をつくっているたんぱく質の8割が、**コラーゲン**。残りの2割が、若返りホルモンのオステオカルシンなどです。

コラーゲンは建築物でいえば、鉄筋コンクリートの鉄筋。建物である骨を強固にします。たんぱく質が不足すると、その鉄筋が劣化して骨がもろくなるのです。

ということは、コラーゲンが豊富な食材を直接、摂ればいいように思えます。

ところが、食材のコラーゲンはそのまま利用されるのではなく、**代謝の過程を経**

骨をつくる
3大
栄養素

たんぱく質――コラーゲンをつくる

1日の目標量 50～60g

卵黄がシワ、たるみを
予防・改善し、美肌に！

1個／50g
6.3g

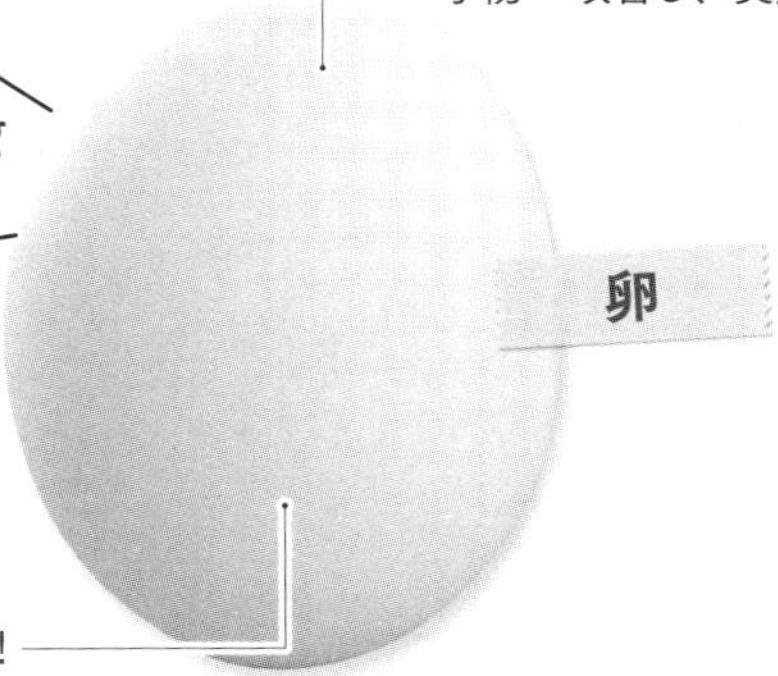

骨に必要な
全栄養素を持つ！

おすすめ食品

牛、豚、鶏
100 g→ 20 g前後

まぐろ
100 g→ 26.4 g

さば
100 g→ 20.6 g

いか
1 杯→ 37.6 g

効能

- **血液や筋肉などの体をつくる主要な成分。**
- **生命の維持に欠かせない酵素の成分にもなる。**
- **血液を若くする。**

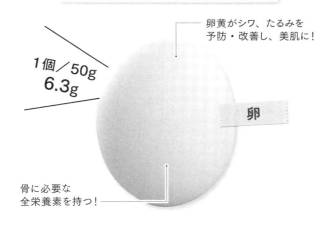

てほんの一部しか利用できないという事情があります。

骨、筋肉、血管、髪も皮膚も臓器も細胞も、たんぱく質でかたちづくられています。そのためか、肉、魚、大豆、卵、乳製品など、高たんぱくの食材は体によいと思っている人が多く、摂りすぎる傾向があります。

しかし、日本人は概して、たんぱく質の消化力が低く、摂りすぎると腸内腐敗の大きな原因になります。摂りすぎたたんぱく質が消化されないで腐るからです。

骨にたんぱく質は必要ですが、摂りすぎはかえって骨をもろくします。

血液、唾液などの体液は中性に保たれているようになっていますが、過剰摂取があれば酸性に傾きます。体は元に戻そうとして、アルカリ性の骨のカルシウムを使います。それで骨はもろくなり、骨量を減らします。

たんぱく質を摂りすぎると、肝臓や腎臓にも負担をかけます。

たんぱく質は腸で毒素のアンモニアを発生させます。肝臓と腎臓がこの毒素を処理して、尿とともに排泄します。よけいに働かされることで肝臓、腎臓の機能が弱まってしまうのです。

たんぱく質は、肉も魚も大豆も同じです。効率よく栄養効果が得られるのは、とにかく肉。ただ、**魚や大豆のほうが低脂肪で消化はよく、脂質も健康的**です。

最強の若返り食・納豆は「夕食で食べる」のがいちばん！

「骨を強くする4大栄養素」のひとつ・ビタミンKには、大腿骨近位部の骨折を防ぐ働きがあります。

大腿骨骨折者数は「西高東低」。とくに関西圏の骨折者の割合が高いという統計が出ています。これはもともと、関西では**ビタミンKの宝庫である納豆**を食べる文化がなかったことの影響も一因と考えられています。

納豆の消費量が多い地域ほど、骨折の割合が低いというデータもあります。

ビタミンKとビタミンDの骨に対する効能は、アクセル役とブレーキ役の関係にあります。ビタミンDはカルシウムの吸収を助けますが、**ビタミンKはカルシウムが骨から溶けだすのを抑える**のです。

ほかにも、出血したときに止血する働きなど、血管の健康にも役立っています。ビタミンKを多く含む食材は、納豆をはじめ、小松菜やほうれん草、ブロッコリーなどの**緑黄色野菜**。意外なところでは、**きゅうりの糠漬け**にも多い。ビタミンKは、和食で摂りやすい栄養素です。

納豆にはがん、血管疾患の予防、腸内環境を整えるなどさまざまな効果があります。なかでも、血栓を溶かして血液をサラサラにする効果は、納豆にしかありません。溶解酵素ナットウキナーゼの働きです。

ナットウキナーゼは70度以上の熱に弱いので、熱々のごはんにかけるとその効果は消えてしまいます。納豆は朝食に食べるのが一般的ですが、ナットウキナーゼの効用を考えると、**夕食で食べるのが正解**です。

ナットウキナーゼの効果は食後4~8時間くらい経った睡眠中に現れます。血栓は夜にできやすいので、寝ている間にナットウキナーゼが血流をよくします。

骨を強くする4大栄養素

ビタミンK——若さの素・オステオカルシンを活性化

1日の目標量 300μg

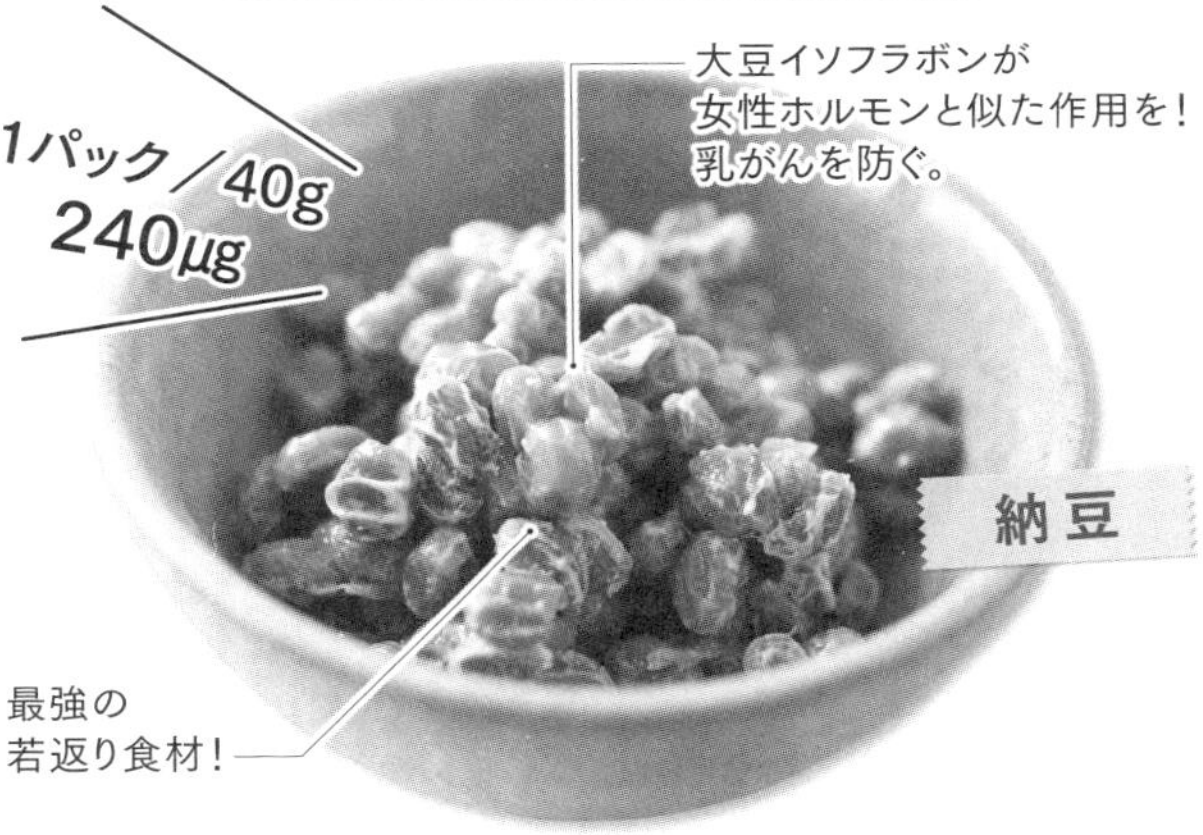
1パック／40g
240μg
大豆イソフラボンが
女性ホルモンと似た作用を！
乳がんを防ぐ。
納豆
最強の
若返り食材！

おすすめ食品

きゅうりの糠漬け
1 本 /80 g→ 88μg

モロヘイヤ
1/4 株 /60 g→ 384μg

小松菜
1/4 束 /95 g→ 200μg

乾燥わかめ
5 g→ 33μg

効能

- **骨のたんぱく質を活性化して、良質のオステオカルシンをつくる。**
- **血液を固めて止血をサポートする。**
- **血管の健康を守る。**

納豆はより発酵が進むと、効果や栄養価が高まります。**購入後、しばらく寝かしてから食べるとよい**でしょう。

にんじん、トマト、みかんは、骨密度を上げる3大食品

次に、弾力性を高めて、骨を丈夫にするミネラル・マグネシウムです。

マグネシウムはカルシウムとバランスをとって、骨や歯を丈夫にし、心臓などの循環器系の健康を守ります。マグネシウムがあることで、**カルシウムの暴走を抑えている**のです。

マグネシウムが不足すれば、体内のカルシウム濃度が高まります。すると、カルシウムが筋肉の細胞内で増加し、筋肉のスムーズな収縮をさまたげます。血管内で増えれば、狭心症や心筋梗塞、脳卒中の原因にもなります。

骨を強くする
4大
栄養素

マグネシウム、亜鉛、カロテノイド——骨密度をアップ！

マグネシウム

1日の目標量
男性370mg、女性290mg

アーモンド
30g → 93mg
干しひじき
10 g→ 64mg
そば（ゆで）
200 g→ 54mg

効能
- 骨カルシウムとともに骨をつくる。
- 神経の興奮を抑える。
- 血圧を正常に保つ。

亜鉛

1日の目標量
10mg

牡蠣
1個→ 2.2mg
ほたて貝
1個→ 2.7mg
牛肉
100 g→ 5.6mg

効能
- 骨代謝を活性化。
- 味覚の正常化。
- 新陳代謝に必要な酵素の成分。

カロテノイド

カロテノイドは色素のため、推奨量は決められていない。

にんじん→βカロテン
カボチャ→βカロテン
トマト→リコピン
みかん
→βクリプトキサンチン

効能
- 骨密度を高める。
- 強力な抗酸化、抗がん作用がある。

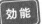

マグネシウムは、約6割が骨や歯に存在します。体内のマグネシウムが足りなくなると、**骨に貯蔵されているマグネシウムが放出**されます。

日本人の骨が弱くなった一因には、**マグネシウム不足**もあります。

かつて、日本人は未精製の穀物や植物性食材からマグネシウムを摂取してきました。今は穀物類が精製されていて、マグネシウムの含有量は減少しています。

含まれる食材はアーモンドなどの種実類、魚介類、海藻類、野菜類、豆類など。

味覚を正常に保つ**亜鉛にも、骨を丈夫にする働き**があります。不足すると、骨代謝が低下します。コラーゲンや破骨細胞と骨芽細胞の生成に重要な成分でもあるのです。亜鉛は牡蠣、うなぎ、牛肉、鶏レバー、卵、ごまなどの種実類、納豆や豆腐などの大豆製品、チーズから補給できます。

体内には何千種類もの酵素が、さまざまな代謝に関係しています。3つめの栄養素の亜鉛は酵素の活性化をサポートします。**骨代謝にかかわる酵素を活性化させるのも亜鉛**。また、活性酸素を消す酵素を活性化させ、老化のスピードを抑えます。

にんじん、トマト、みかんにも骨密度を高める作用があるのです。これらの色素成分βカロテン、リコピン、βクリプトキサンチンにその働きがあります。この色素成分を総称して、カロテノイドと呼びます。4つめの栄養素です。

バナナが、骨折しにくい「強い骨」をつくる

骨代謝を正常に機能させるために、さまざまな栄養素がサポートしています。ビタミンB_6、ビタミンB_{12}、葉酸（ビタミンBの仲間）などのビタミンB群もその栄養素。これらは骨のコラーゲンの質を保っています。

ビタミンB_6に、骨折を予防する働きもあることがわかっています。骨折しやすい人の体内ではビタミンB_6が少なく、骨折しにくい人ではビタミンB_6が多いのです。

もともと、ビタミンB_6は**たんぱく質を効率よく代謝**するために働いています。たんぱく質は骨や筋肉、内臓など体のすべてのもとになる栄養素です。代謝がう

まくいかないと、体づくりがしっかりできません。ビタミンB_6は重要な役割をしているのです。

ビタミンB_6を多く含む代表的な食材は、鶏肉、まぐろ、鮭、鯛、にんにく、銀杏、バナナなどです。

ビタミンB_{12}は、葉酸と協力して**赤血球中のヘモグロビンの生成を助けています**。不足すると赤血球が減ったり、異常に大きな赤血球ができたりします。

ビタミンB_{12}を多く含む代表的な食材は、鶏レバー、たらこ、まぐろ、海苔、しじみなどです。

近年、**葉酸が脳卒中や心筋梗塞を防ぐ**という研究結果が多数、報告されています。名称のとおり、葉酸は野菜に多く含まれています。

葉酸を多く含む代表的な食材は、ほうれん草、レタス、キャベツ、アスパラガスなどがあります。

骨をつくる、骨を強くする、そしてコラーゲンの質を保つ。これらの栄養素を意識して摂る食生活を実践してほしいものです。その食事は、健康で丈夫な骨をつく

骨をしなやかに

ビタミンB_6・B_{12}、葉酸

――コラーゲンの質を保つ

ビタミンB_6

1日の目標量
男性1.4mg、女性1.2mg

まぐろ
100g→0.85mg
鶏肉
100g →0.22mg
バナナ
1本 /90g→0.34mg

効能
- コラーゲンの質を保つ。
- 骨折しにくい骨をつくる。
- たんぱく質の代謝を助ける。

ビタミンB_{12}

1日の目標量
2.4μg

鶏レバー
40g→17.8μg
海苔
1枚 / 3g→ 1.7μg
しじみ
10個・10g→6.8μg

効能
- コラーゲンの質を保つ。
- 葉酸と協同で赤血球中のヘモグロビンの生成を助ける。
- 脳からの指令を伝える神経を正常に保つ。

葉酸

1日の目標量
240μg

ほうれん草
1束 /50g→ 55μg
レタス
1枚 /50g→ 37μg
キャベツ
1枚 /50g→ 39μg

効能
- コラーゲンの質を保つ。
- 貧血を防ぐ。
- 脳卒中や心筋梗塞を防ぐ。

る、いわば「骨活食《こつかつしょく》」といえるものなのです。

「キウイと豆乳のスムージー」は、最高の骨活ドリンク

「骨スカ予防」に注目されているのがレモンです。

県立広島大学のレモン健康科学プロジェクト研究センターが、飲料メーカーとの共同研究で、**レモンの驚くべき効能**を明らかにしました。

中高年の女性40人が6カ月、カルシウムを加えたレモン果汁を飲み続けたところ、レモンに含まれるクエン酸のキレート作用で**カルシウム吸収が進み、骨密度が上昇した**という結果が得られたのです。キレート作用というのは、カルシウムなどのミネラルが、吸収されやすいかたちに変わることです。

この結果、研究チームは「**レモンに骨粗鬆症を予防する力がある**」とみています。

骨スカ
改善!
注目の果物

キウイ&レモン

——果物パワーで骨力アップ!

キウイ

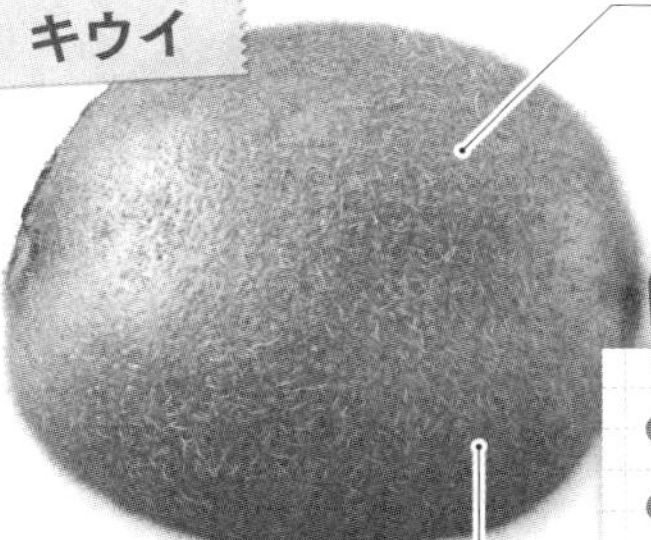

新発見!「ビタミンK +
大豆イソフラボン」で
骨が丈夫に!

効能

- **骨が丈夫になる。**
- **強力な抗酸化作用があり、老化を抑える。**

ニュージーランド産の
キウイフルーツにビタミンK
がたっぷり!
豆乳とのスムージーは
おすすめ。

レモン

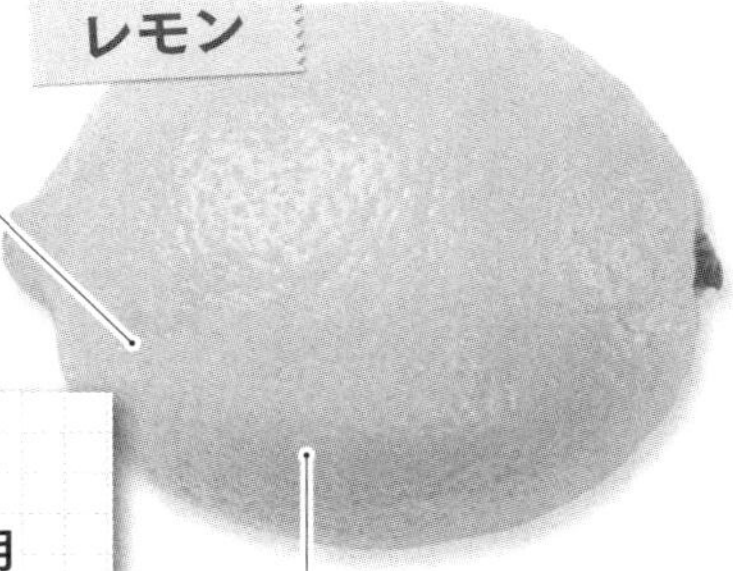

クエン酸に
カルシウム吸収の
作用が!

効能

- **骨密度が高まる。**
- **強力な抗酸化作用がある。**

ビタミンCの代名詞!

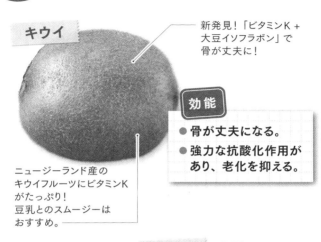

レモンのビタミンCには、強力な抗酸化作用もあります。**骨の健康に欠かせない、トップクラスの食材**といえます。

果物のなかで、**もっとも高い栄養度があると評価されるのがキウイフルーツ**。

最近の研究で、キウイは大豆に多く含まれる大豆イソフラボンと合わせると、**骨折予防に大きな効果**があることがわかってきています。

キウイに含まれるビタミンKが相乗効果を上げている、と考えられています。日本産のビタミンKの含有量はきわめて微量とされていますが、ニュージーランド産のキウイには豊富なのです。それもゴールドキウイよりも、グリーンキウイのほうが多く含んでいます。

大豆イソフラボンなら納豆、豆腐、枝豆に豊富。キウイとは合わせづらいですね。ならば、豆乳でスムージーというのはどうでしょうか。

キウイには、レモン8個分以上のビタミンCが含まれています。食物繊維はバナナ3本分、体内の過剰な塩分を排出するカリウムも、トップクラスの含有量を誇ります。

骨量を減らす「リン害」を防ぐ対策

骨を強くするのもリン（リン酸塩）、弱くするのもリン——。

骨の主要成分カルシウムは、リンとくっついてリン酸カルシウムになります。強くて硬い骨質をつくっているのが、このリン酸カルシウム。

私たちは、リンを食材に含まれるたんぱく質と食品添加物から摂取しています。欧米型の食事スタイルの普及で、近年、リンを過剰に摂取している人が増えています。たんぱく質の摂取量が増えたことと、食品添加物の使用量の増加が原因です。

じつは、**リンを摂りすぎると、カルシウムの吸収を妨げます**。その結果、骨量が減ってしまうのです。

肉などの**たんぱく質1グラムのなかに、15ミリグラムのリン**が含まれています。

たんぱく質の1日の必要量は、成人の男性は60グラム、女性で50グラム。肉や魚100グラムで、だいたい20グラム程度のたんぱく質が摂れます。

リンの必要量は男性1000ミリグラム、女性800ミリグラムです。必要量のたんぱく質を摂ったとしたら、男性だと900ミリグラム、女性は750ミリグラムのリンを摂取したことになります。

チキン（鶏肉）ならば、たんぱく質に含まれるリンだけですみますが、冷凍食品のチキンナゲットとなると、それ以上にリンを摂取してしまいます。

食品添加物からどのくらい摂られているのかは、公的な機関のデータが公開されていなくて不明です。ヨーロッパでは、腎臓病でリンを制限している人でも、300ミリグラム程度は摂取しているといわれています。アメリカでは、1000ミリグラムも摂られています。

リンで添加処理をすることで、加工食品のハムは軟らかくなり、かまぼこは噛み心地がよくなります。こうしたメリットもあるのです。

リンは歯の成分でもあります。リンは骨と歯に80パーセント、残りは細胞膜や筋肉などに存在します。エネルギーづくりに重要な役割をはたしています。

リンとカルシウムの関係は、**微妙なバランス**のうえで成り立っています。リンの摂りすぎはカルシウムの吸収を妨げ、カルシウムの摂りすぎはリンの吸収をじゃまします。

過剰なリンは排泄されますが、その際にカルシウムを道連れにします。カルシウムの排泄が正常範囲であるためには、**カルシウムとリンの摂取比率が1対2〜3が望ましい**とされています。

とはいっても、それぞれの量を計測しての食事は不可能。

肉や野菜など、ほとんどの食材にリンは含まれています。骨の健康に必須の牛乳・乳製品も例外ではありません。

骨に大事なたんぱく質も、「摂りすぎれば骨を弱くする」のですから、悩ましいかぎりです。

「肉をとるか、それとも骨（の健康）をとるか」

なんていってはいられません。

リン対策としては、むしろ**インスタント食品、加工食品、レトルト食品、冷凍食品、輸入食品、清涼飲料水の使用を見直す**ほうが大事です。

過剰な塩分の摂取も、尿中へのカルシウム排出を促し、カルシウム不足をもたらします。

先に紹介した乳和食が、塩分対策の一助になるのではないでしょうか。

4章

骨活食——内臓脂肪を「落とす＋つけない」食べ方

男40歳からは「お腹回り」に気をつける

40歳前後から、人生最後の老け時――「中年太り」の危機が高まります。

中年太りのシンボルといえば、ご存じ「ポッコリお腹」。このポッコリお腹がかなりのくせ者で、老化を次々と誘発します。

すでにポッコリお腹を叩いている男性も少なくないでしょう。女性はそろそろ更年期を迎える40代半ばから、確実に中年太りの脅威にさらされます。

「**女性は骨スカ、男性はメタボ**」に、**絶対になってはいけません**。寝たきり生活を招く、脳梗塞や脳出血などの脳血管疾患に直結するからです。

メタボとは、「内臓脂肪症候群（メタボリックシンドローム）」のこと。ポッコリお腹には、「内臓脂肪」がパンパンに詰まっています。**内臓脂肪は老化の生産工場**

メタボリックシンドロームの診断基準

（腹囲基準を超え、②〜④のうち２項目にあてはまるとメタボと診断される）

①腹部肥満（腹囲）	男性８５cm以上 女性９０cm以上
②中性脂肪値	１５０mg／dl以上
＆ HDLコレステロール値	40mg／dl未満
③血圧　収縮期血圧（最高血圧）	130mmHg以上
拡張期血圧（最低血圧）	85mmHg以上
④血糖値（空腹時血糖値）	110mg／dl以上

であり、「メタボのもと」でもあるのです。

上の表を見てください。腹囲がもっとも重要な指針です。内臓脂肪の量が原因で脂質異常、高血圧、高血糖になるからです。腹囲に加えて脂質代謝異常、高血圧、高血糖のうち２つ以上あてはまれば、メタボと診断されます。

40〜74歳までを対象にした調査（２０１６年・厚生労働省研究班）で、メタボに該当する人が全国で約９７０万人。予備群は約９１４万人もいることがわかりました。男性は２人に１人、女性は５人に１人の割合です。

メタボは中年男性の代名詞。メタボは男性が圧倒的に多いのですが、隠れメタボでみると、6割弱が女性です。腹囲が基準以下でも、脂質、血圧、血糖に基準超えがあり、メタボが疑われる人たちです。

女性の腹囲の基準は90センチ。体の大きい欧米女性の89センチに比べてだいぶ甘い数値です。そのため、腹囲はクリアしていても、実際は体内がメタボになっているのです。女性も男性も、腹囲が「身長の半分」を超えたら危険な状態にある、とみるのが適切です。

「中年太り」は、骨粗鬆症になりやすい！

内臓脂肪は、**生活習慣病を生みだす**「**悪玉脂肪**」。増やしてはいけません。

男性にたまりやすい脂肪で、じつは「**中年太りの正体**」なのです。

本来、内臓脂肪は体に必要な脂肪です。

日常の活動に使われるエネルギー源としての役割のほか、内臓を正しい位置に固定し、外からの衝撃をやわらげるクッションとしての役割もあります。

活動的な男性は、エネルギーの蓄積と消費を絶えず繰り返しているため、内臓脂肪をより多く必要とします。「男性にたまりやすい脂肪」といわれる理由です。

内臓脂肪は、生活習慣をストレートに反映します。高カロリーの食事、食生活の不摂生、運動不足により、あっという間に蓄積されてしまうのです。

ただ、内臓脂肪はつきやすい反面、落としやすい性質があります。ウォーキングなど継続的な運動をすることによって、かんたんに落とすことができます。

内臓脂肪のつきやすい部位があります。専門的には「大網《だいもう》」——胃の下縁から、小腸・大腸の前面にエプロンのように垂れ下がった部分——から、腸を包んで支える腸間膜にべっとり付着します。

2章で、体の機能を調節するアディポサイトカインの話をしました。内臓脂肪、皮下脂肪の脂肪組織から分泌される物質です。アディポサイトカインには、体を守る「善玉物質」もあれば、体に害をもたらす「悪玉物質」もあります。

善玉物質の代表は「アディポネクチン」と「レプチン」です。

レプチンは食欲を抑えるほか、交感神経を活性化して脂肪を燃やし、エネルギーの消費を促進することで**肥満を防ぐ働き**があります。

レプチンの分泌を正常に保つには、「**食事でよくかむ**」「**牡蠣や納豆に豊富な亜鉛を摂る**」、この2つが大事です。食事時間は20分を目安に、ゆっくりと時間をかけて楽しむと、レプチンの分泌力が高まります。

悪玉物質は、内臓脂肪から多くの種類と量が分泌されます。

いずれもインスリンの効きを悪くするので、血糖値を上げて糖尿病を呼び込みます。血圧を上げる、血栓をつくる、動脈硬化を進行させるといった症状を引き起こします。

なかには、炎症を起こして、がんの発症を誘う物質もあります。

こうした悪玉の作用は、肥大化した内臓脂肪で強く起こります。

内臓脂肪が過剰にたまると悪玉物質が優勢になり、よい働きをする善玉物質の合成が抑えられてしまいます。内臓脂肪の細胞が大きくなることで、悪玉に変化して

「内臓脂肪」の善と悪の作用とは？

内臓脂肪は「大網《だいもう》」につく！

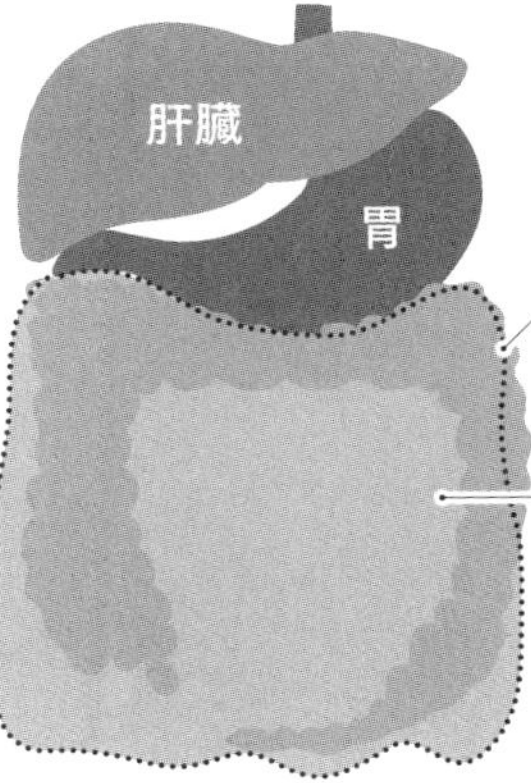

ここにベットリ付着！

大網《だいもう》
胃の下縁から小腸・大腸の前面にエプロンのように垂れ下がる。

内臓脂肪は、「善玉」「悪玉」2つの物質を分泌する。正常時は善玉が、肥満時は悪玉が優位に！

悪玉物質

TNF- α
糖尿病や動脈硬化のリスクを高める。

PAI- 1
血栓を溶けにくくして動脈硬化を引き起こす。

アンジオテンシン
血圧を上げる。

善玉物質

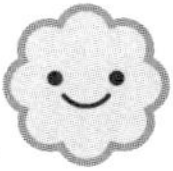

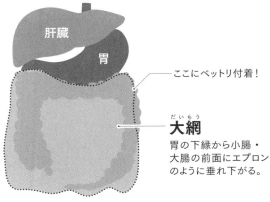

アディポネクチン
長寿ホルモン。

レプチン
食欲を抑える。

いくのです。

悪玉物質が原因ではありませんが、内臓脂肪が多い、つまり**ポッコリお腹の人は骨が弱く骨粗鬆症になりやすい**ことがわかっています。内臓脂肪がつきすぎると、生活習慣病の原因となり、新型骨粗鬆症を招くことになります。

骨ホルモン・オステオカルシンは、この悪玉化した内臓脂肪の細胞を小さくします。さらに、蓄積を減らして「よい脂肪」に換える働きをするのです。

毎朝毎晩の「緑茶」が内臓脂肪を落とす

脂肪細胞には、2つの種類があります。

1つは、脂肪をためる「白色脂肪細胞」です。全身に広く分布し、とくに下腹部、お尻、太もも、背中、二の腕、内臓の回りに多く存在します。エネルギー源の貯蔵・供給、体の保護の役割を持つのがこの細胞です。

内臓脂肪の悪玉化は、この白色脂肪細胞の作用によるもので、大きくなった内臓脂肪が白色化してしまうことで起こります。

もう1つは、**熱を大量に生み、脂肪を燃やす「褐色脂肪細胞」**。首回り、脇の下、肩甲骨の回り、心臓、腎臓の回り、ほかには内臓脂肪にも存在します。

褐色脂肪細胞は、熱をつくる能力が普通の細胞に比べてきわめて高く、**筋肉の熱産生量の70~80倍**もあるといわれています。高性能のヒーターのような細胞です。

近年、この細胞の活性化が、生活習慣病予防につながると考えられています。

褐色脂肪細胞は加齢にともない減少し、40代に入ると消失していきます。**褐色脂肪細胞の消失が、中年太りを引き起こす**重大な原因です。実際、基礎代謝力が高い人、脂肪の少ない人に、多くの褐色脂肪細胞が認められます。消失は止められませんが、褐色脂肪細胞の活性化や寿命を延ばすことは可能です。首回りなどのストレッチ（208~209ページ）や、ウォーキング、水泳などで活性化できます。

褐色脂肪細胞は体温を一定温度に保つため、たくわえた脂肪を燃やして熱をつくる特性があります。これを生かしたのが「**温冷浴**」です。

入浴の際、褐色脂肪細胞がある部分に20度程度の水を30秒かけます。次に同じ部分に40度の湯を30秒かけます。これを5回ほど繰り返します。

食事でひと工夫をすることも有効です。じつは、褐色脂肪細胞を活性化させる食材があるのです。たとえば、**にんにく、唐辛子、マスタードなどはおすすめ**の食材です。**緑茶に豊富なカテキン**にも、**褐色脂肪細胞を活性化させる**働きがあります。

内臓脂肪を落とすには、**肝臓の機能を高めることが効果的**です。

肝臓は栄養素を分解して、エネルギーとして体が使えるかたちに換えています。肝臓の機能が低下すると、栄養が十分に分解されません。分解できない栄養はエネルギーとして使えず、余った脂肪としてためこまれてしまいます。

週に少なくても1度は、油もの、甘いもの、お酒を控えて、肝臓を休ませる日をつくりましょう。そして、肝機能を高める大豆製品や、酢を食生活に摂り入れます。

肝機能が高まれば、過剰な内臓脂肪もすっきり落ちていきます。また、内臓脂肪がつきにくい体になります。

「夜食をやめる」だけで、中年太りが止まる

太りだした、疲れやすくなった、かぜをひきやすくなった……。

40歳前後から、男性の体には、不調や変化が顕著に現れだします。基礎代謝の低下を原因とした老化現象が、次々と起こり始めるのです。しかも、体内は生活習慣病をいつ発症してもおかしくない、環境に変わっていきます。

急に太りだしたら、それは**まぎれもなく「中年太り」**です。

中年太りとは「内臓脂肪型肥満」のことで、**老化を知らせる警報**。免疫力の低下を表しています。40代の人で、最近かぜをひきやすくなった人は要注意です。**「がんを発症しやすい体になっている」**かもしれません。

驚かせるつもりはありませんが、かぜもがんも、免疫力低下で発症する代表的な

病気だからです。

もっとも、加齢による代謝低下は自然現象。避けることはできません。

ただ、代謝の低下速度をゆるやかにすることはできます。

偏食、過食、過度の飲酒、喫煙、運動不足、乱れた睡眠、ストレス……。

こうした生活習慣が、代謝の低下を加速させる要因。とくに、食の不摂生の影響が大きくかかわっています。

たとえば、**夜食をやめてみる**。これだけでも、代謝の低下は抑えられ、中年太りの進行を止められます。

注目！ 女40歳からは「太り方」が変わる

女性も40代になると、お腹がポッコリ出てくる人がいます。

「**更年期太り**」と表現するのが適切で、**女性ホルモンの減少で起こる内臓脂肪型の肥満**です。更年期前から太りだす女性は、たいてい更年期太りといえます。

女性はもともと、男性のような内臓脂肪の過剰な蓄積はありません。**女性ホルモンが、脂肪の蓄積をブロックしている**からです。

女性の体は、子宮を保護する必要性から、女性ホルモンの作用でおもにお尻回りや太ももなどの下半身の皮下に脂肪をたくわえます。若い女性の肥満は皮下脂肪によるもので、皮下脂肪型肥満といいます。

日本人の皮下は、脂肪の貯蔵能力が欧米人に比べて低く、日本人は欧米人よりも、内臓脂肪が占める割合が多いといわれています。皮下は脂肪がつきにくいのです。しかも、**ついたらなかなか落ちてくれないのが皮下脂肪**です。

40歳前後から、基礎代謝がいちだんと低下します。30代と食事の質も量も変わらなくても、体重が増えていきます。体のエネルギー消費能力が落ちているので、摂ったカロリー（エネルギー）が余るのです。男性の中年太りもこの原理。

余ったカロリーは脂肪になり、貯蔵先を求めて**つきにくい下半身から、つきやす**

い内臓回りに移動し、内臓脂肪として落ち着きます。

基礎代謝の「やせる仕組み」が機能しなくなったうえに、**女性ホルモンの効力も薄れるため、余計な脂肪が内臓回りにつき始める**のです。ちなみに、余分な脂肪は内臓回りから落ちていきます。内臓脂肪が減っていけば、皮下脂肪は自然に落ちます。

世界保健機関（WHO）の専門組織・国際がん研究機関が、「肥満でがんを発症する人が増えている」「発症率は女性が男性より3倍近く高い」と警告しています。

見た目は細い「隠れ肥満女子」が危ない

近年、「**更年期太りの20代女子**」が増えています。

別名「**隠れ肥満**」――。その数は20代女子の4～5割にも上る、と推定されています。見た目は細身の体型ですが、お腹だけは少しポッコリと出ているのが特徴。

お腹に内臓脂肪をたくわえ、体脂肪率がゆうに30パーセントを超える肥満レベルの体。ただ、体重が標準値内にあることから、「正常体重肥満」ともいいます。

更年期太りと同じ内臓脂肪型肥満です。

違うのは、更年期太りが基礎代謝と女性ホルモン分泌の低下による栄養過多で起こるのに対し、隠れ肥満は**低栄養が原因**だということ。

栄養不足で基礎代謝も落ちているので、「**低栄養の栄養過多**」という変な現象が起きているのです。

隠れ肥満になる20代女子の特徴は、「やせ願望が強い」こと。

太りたくないあまり、カロリーを気にして食事の質を悪くし、運動不足が重なって肥満を引き起こすのが典型的なパターンです。

朝食での摂取カロリー量が少なく、間食での摂取カロリー量が多い。野菜も不足してビタミン、ミネラルが欠乏している……そんな食事傾向が見られます。

また、栄養バランスが悪く、糖質に偏った食生活になっていることも特徴。朝食を抜き、昼食はおにぎり、サンドイッチ、菓子パンなどですましているのです。

隠れ肥満の女子はもともと細身の体型。皮下の脂肪貯蔵能力に余裕がありません。また、低栄養は生理不順など、女性ホルモンの分泌低下をもたらすので、**ホルモンによる内臓脂肪の蓄積をブロックする効果がなくなります。**結果、余ったエネルギーは、貯蔵場所を内臓回りに求め、脂肪となって収まるのです。

もう、おわかりかもしれません。そう、隠れ肥満の20代女子の食生活が、**「骨スカになりやすい人」の条件にピッタリあてはまる**のです。

彼女たちは増えつつある、「骨粗鬆症の予備群」なのです。

「ポッコリお腹が、がんを誘発する」怖い仕組み

中年太り、更年期太りになると、メタボのリスクがグンと上がります。

メタボが怖いのは、自覚症状が乏しいまま動脈硬化が進み、突然、脳卒中（脳梗

塞、脳出血など）や心筋梗塞といった病気を引き起こすからです。

がんの発症にも、メタボがおおいに関係しています。メタボになると、血液中の悪玉と呼ばれるＬＤＬコレステロールが増えます。ＬＤＬコレステロールは活性酸素の攻撃を受けて酸化し、毒性（酸化ＬＤＬコレステロール）を強めます。

体は備わった免疫システムを作動させ、免疫細胞のマクロファージ（白血球）が酸化ＬＤＬコレステロールを食べて駆除します。

ところが、満腹になったマクロファージは死滅します。死骸は血管内でおかゆのようなドロドロしたかたまり（アテローム）になって血管壁にたまり、動脈硬化を起こします。

問題なのは、動脈硬化で血流が悪くなり、マクロファージが体の隅々まで行き届かず、重要な役割のがん細胞撃退がおろそかになってしまうことです。

酸化ＬＤＬコレステロールを処理する際、大量のマクロファージが動員されるので、免疫力そのものが全体的に低下してしまいます。

メタボといえば、糖尿病を連想しませんか。あまり知られていないことですが、

糖尿病はがんの発症を誘発します。

厚労省の調査では、糖尿病の人はそうでない人に比べて、がんを発症するリスクが男性で1・27倍、女性で1・21倍、高まると報告されています。

糖尿病はインスリンの効きを悪くします。その分、過剰に分泌されたインスリンががん細胞を刺激するため、がんが発症しやすくなると考えられています。

ポッコリお腹、放っておいてよいことはまったくありません。

骨活食——「若さ・強さ・美しさをつくる」9カ条

「何をどう食べるか」で、健康的で豊かな生活が送れるかどうかが決まります。

20代までの食事は、体の成長のために必要でした。

30代からの食事は、体のさまざまな機能を維持し、さらに高めるための役割に変わります。「**量から、質への転換**」です。

健康的で豊かな生活を送るために、まず考えなければいけないのは、病気にならないこと。それも、**寝たきりにならない人生**です。それは間違いなく食事にかかっている、といえます。

そのひとつの具体策として、私は、3章で紹介した「骨活」に必要な栄養素を主体にした「**骨活食**」をおすすめします。

骨活食とは、日本人に不足するカルシウム、ビタミンDの摂取を意識した食事法のこと。骨スカ、骨粗鬆症はもちろん、生活習慣病全般の予防・改善に最適です。

若さの素「オステオカルシン」など骨ホルモンの分泌が活性化するため、悪の元凶である**内臓脂肪を「落とす＋つけない」食べ方**ともいえます。

骨活食とは、若く、強く、美しい体をつくるための食事法だったのです。

ここでは、骨活食を基本としながら、私が考える「**若さ・強さ・美しさをつくる」9カ条**を提案していきます。

骨活食──「若さ・強さ・美しさをつくる」9カ条

1、「1日3食」が原則

規則的に食事を摂るためには、**朝食を決まった時間に摂る**のがポイント。仕事の都合などで昼と夜は不規則になりがちですが、朝食は自分しだい。朝も不規則になると、つい1回の食事でたくさんの量を食べる、といったことが習慣化します。栄養の偏り・不足が起きて、免疫力を下げてしまうのです。

2、満腹になるまで食べない

骨活食でもっとも大事な点は、「満腹になるまで食べない・飲まない」こと。十分に消化・吸収できる量、つまり**腹八分目**を意識します。そして、食材それぞれが持つ**機能性を生かす食べ方**を心がけます。

機能性とは免疫力を上げるなど、特定の健康効果がいちじるしい栄養の個性。た

内臓脂肪を「落とす＋つけない」食べ方

「骨活食」の基本

ごはん、味噌汁に加えて、カルシウム・ビタミンD、
たんぱく質、ビタミンKの栄養素を含む食事

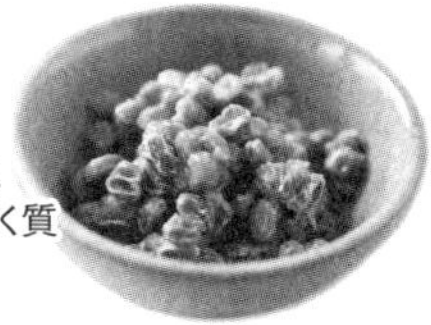

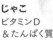

納豆
ビタミンK
＆たんぱく質

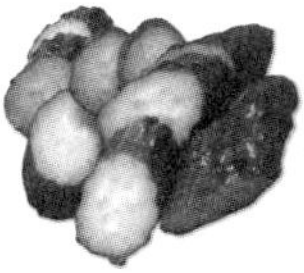

きゅうりの糠漬け
ビタミンK

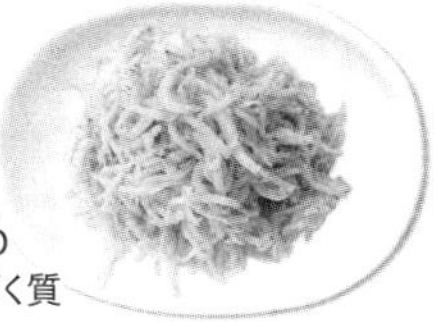

じゃこ
ビタミンD
＆たんぱく質

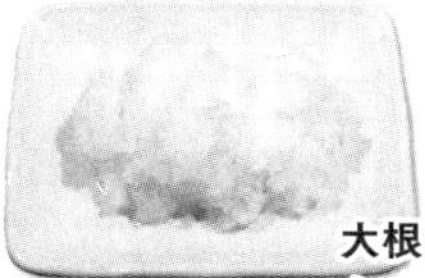

大根おろし
カルシウム

「若さ・強さ・美しさをつくる」9カ条

1、「1日3食」が原則	朝食は決まった時間に。
2、満腹になるまで食べない	飲食は適量がいちばん。
3、「体の糖化」を防ぐ	食事は野菜から食べる。
4、「体の酸化」を防ぐ	朝食で生野菜・生果物を！
5、「塩害」を防ぐ	「肉＋塩」は要注意！
6、「冷え」を取る	たんぱく質で免疫力を上げる。
7、「腸の汚れ」を落とす	便秘を防ぐ。
8、夕食後、2時間あけて寝る	就寝中に内臓脂肪を燃やす。
9、肉よりも、魚を多く食べる	よい脂質を摂る。

とえば、野菜のファイトケミカル（色素や香りなど）の抗酸化力。機能性に富んだ食材を多種多様、適量に摂ることが、免疫力を上げる食べ方の基本です。

赤、橙、緑……「色の濃い野菜」ほど抗酸化力が強い

3、「体の糖化」を防ぐ

老化は「体の糖化」と「体の酸化」が原因、といわれています。この2つは、食事の力で抑えることができます。

糖化はたんぱく質でつくられる細胞、ホルモン、酵素など体の構造や機能に障害をもたらします。骨も例外ではありません。骨にしなやかさを与えるコラーゲンが糖化すれば、そのしなやかさが失われ、骨自体がもろくなります。

糖化したたんぱく質は、焦げついた物質で「ＡＧＥ」と呼ばれます。揚げ物や炒

「7色野菜」のすごい若返りパワー！

ファイトケミカル・ミニ事典

野菜の赤、橙、黄、緑、紫、黒、白の7色は色素。
強力な抗酸化力が！　ポリフェノール、カロテノイドに大別される。

赤

● **リコピン**→トマト
効能：がん予防、紫外線対策。
● **カプサンチン**→パプリカ
効能：脂肪燃焼、血行促進、
がん予防。

黒

● **クロロゲン酸**→ごぼう、
さつまいも、ジャガイモ
効能：ダイエット効果、
血圧・血糖調整。

白

● **イソチオシアネート**
→キャベツ、大根、わさび
効能：ピロリ菌対策、
血液サラサラ効果。
● **硫化アリル**
→長ねぎ、玉ねぎ、にんにく
効能：高血圧予防、
血流サラサラ効果。

紫

● **アントシアニン**
→ナス、赤しそ、紫キャベツ
効能：肝機能保護、
高血圧予防。

橙

● **βカロテン**
→にんじん、カボチャ
効能：がん予防、
シワ・シミ対策。

黄

● **フラボノイド**→玉ねぎ
効能：血行促進。
● **ルテイン**
→とうもろこし、カボチャ
効能：がん予防、肝機能向上、
視力低下予防。

緑

● **クロロフィル**
→ブロッコリー、おくら、春菊、
ピーマン、ほうれん草
効能：がん予防、
コレステロール調整。

め物もそれ自体がＡＧＥ。食事で摂取したＡＧＥはほとんどが分解されて排泄されますが、微量だけ体内に残って蓄積され、細胞などに害をもたらします。

ＡＧＥの害を防ぐには、主食をはじめとした**糖質のゆるやかな制限**と、食後に**血糖値を上げない食べ方**が大事です。

糖質に偏《かたよ》らない、まず**野菜から食べる**、腹八分目の食事。加えて、揚げ物など油を使った料理、焼き物料理、スナック菓子を食べる回数を減らすことを心がけます。これがゆるやかな制限です。むずかしいことをする必要はありません。

野菜を先に食べるのは、血糖値の急上昇を防げるからです。

空腹のとき、ごはんなど糖質が多い食材から食べると、血糖値が急上昇します。

食事をすれば血糖値は上がりますが、この上がり方が問題。血糖値がゆるやかに上がるよう、糖質の少ない野菜から食べるのです。砂糖など糖分を使っていない野菜を食べたら、血糖値が上がりにくい順番でみそ汁、たんぱく質、脂質の主菜・副菜に移ります。最後に砂糖を使った煮物やごはんを食べます。

もうひとつ理由があります。野菜に豊富な食物繊維が、**胃に入った糖分を吸着**す

とっておき栄養素！

食物繊維——血糖値を下げる！

1日の目標量 19g

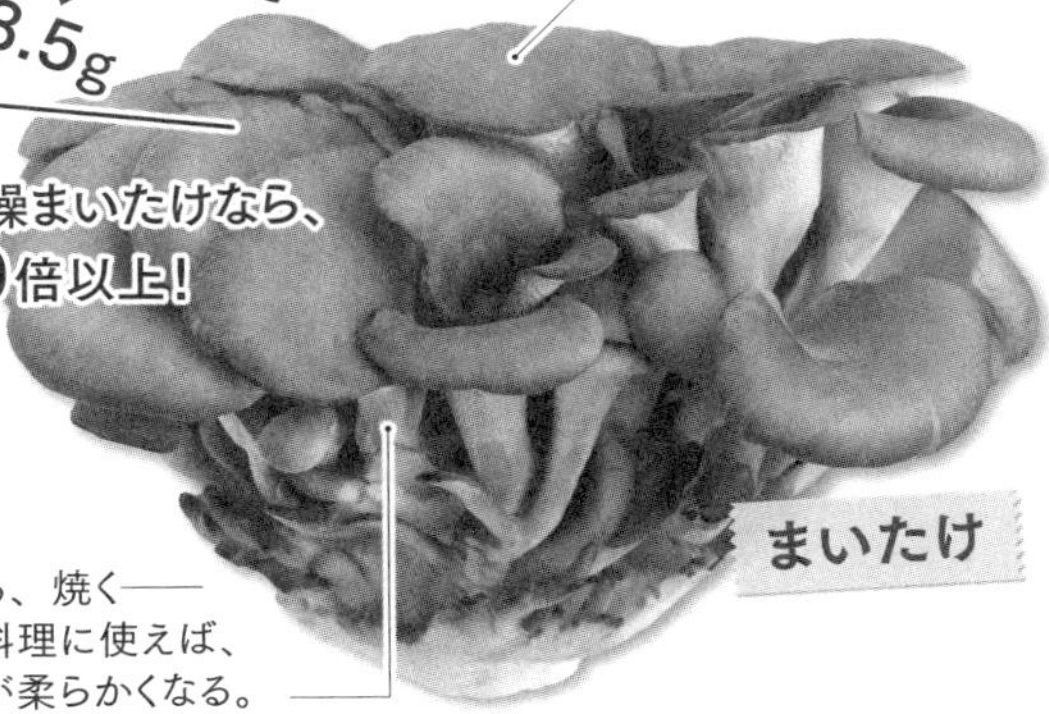
まいたけ100gに
↓
3.5g
ビタミンDが
しいたけより豊富！
乾燥まいたけなら、
10倍以上！
まいたけ
煮る、焼く——
肉料理に使えば、
肉が柔らかくなる。

おすすめ食品

らっきょう
100 g→ 20.7 g

いんげんまめ
100 g→ 19.3 g

ごぼう
100 g→ 5.7 g

効能

- **血糖値を下げる。**
- **美肌。**
- **便秘解消。**
- **骨と歯の健康。**
- **がんを防ぐ。**

る働きがあるのです。

野菜だけではなく、まいたけ、エリンギなどの**きのこ類**、**海藻類**、**豆腐を抗糖化食材**として活用しましょう。低脂肪の牛乳、ヨーグルトも、食前に摂れば血糖値の急上昇を防ぎます。

4、「体の酸化」を防ぐ

「酸化が老化の主犯」と、唱える専門家も少なくありません。

酸素よりも強力な酸化力を持つ活性酸素は、とくに脳や肺に大量に発生します。発生した活性酸素は体内毒素となり、細胞膜をつくる脂質など、体内の脂質を酸化して**万病のもとになる**「**過酸化脂質**」をつくります。

使い回した油を使った天ぷら、つくりおきしてしばらく経ったフライのころもが過酸化脂質です。高温で熱せられて煙が立ったり、泡立ったりした油は酸化が進んでいる状態です。

その活性酸素を、オステオカルシンが消してくれるのですが、食材にも強力な抗

とっておき栄養素！

ファイトケミカル

——体に錆をつくらない！

1日の目標量 1日5色、週で7色を！

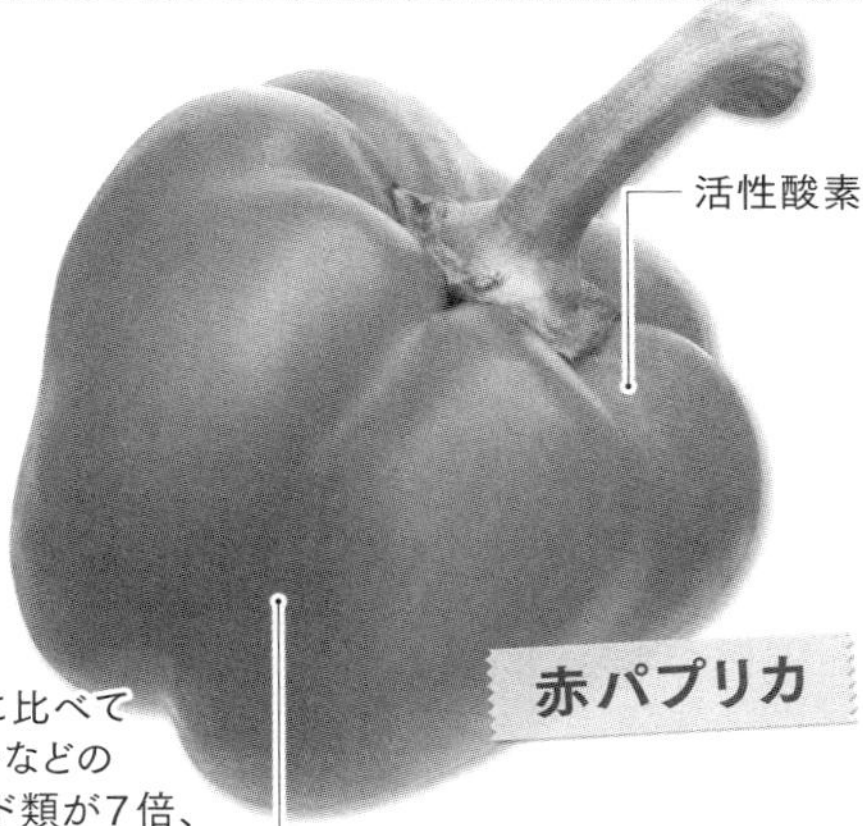
活性酸素を消す！
ピーマンに比べて
βカロテンなどの
カロテノイド類が7倍、
ビタミンCは2倍も！

おすすめ食品

色が濃い・香りが強い野菜

小松菜　にら
なす　ピーマン

効能

- 強力な抗酸化作用。
- 冷え性改善。
- 新陳代謝活性化。
- 疲労回復。

酸化力を持つものが少なくありません。その代表が野菜です。

野菜は**赤、橙、黄、緑、紫、黒、白の7色**に分けられます(**レインボーフード**)。それぞれの色の野菜には独特な香りや苦味があり、特有の健康上の効能を持つ成分があります(ファイトケミカルのこと)。抗酸化のパワーが秘められています。

野菜は色で食べると、抗酸化物質のポリフェノールやカロテノイドはもちろん、さまざまなビタミン、ミネラルをまんべんなく、しかも簡単に摂取できます。

1日に4~5色を目安に食べれば、偏りが少なくなります。**1週間で7色すべてを摂る**ようにします。何を食べようか、欲しい栄養は摂れているか、と迷うことはありません。

色の濃い野菜、香りの強い野菜は抗酸化力が強いので、積極的に摂ってほしいものです。摂る量は生でも加熱でもよく、1日350グラム以上が目標。野菜炒め2皿分の量です。

果物も抗酸化物質が豊富です。私は**野菜や果物を朝、必ず摂る**ことをすすめています。それも生野菜サラダや生ジュースで。消化を助ける食物酵素は、生でなければ摂取できないからです。

また、抗酸化力ではないのですが、朝、野菜や果物を多く摂れば、その日は食後の血糖値を気にしなくてすみます。食物繊維が小腸でも、糖を吸着するからです。**30グラムほどのキャベツの千切り**でも、昼食まで効力が続きます。

体内の余分な塩分は、「切り干し大根」で排出！

5、「塩害」を防ぐ

糖分の摂りすぎとともに、塩分の過剰摂取も中年太り、更年期太りの原因になります。

塩分を摂りすぎると、体は塩分濃度を薄めるために水分や食事の量を増やします。そのうえ、胃酸、胆汁などの消化液の分泌を盛んにして食欲を増進させます。こうして水太りや肥満になっていきます。

和食は世界に誇る健康食ですが、**唯一の欠点は塩分量が多い**ことです。

日本の成人1日あたりの食塩平均摂取量は男性で11グラム超、女性で10グラム弱。厚労省が掲げる目標摂取量は男性8グラム未満、女性7グラム未満ですが、世界保健機関は世界中の人の食塩摂取目標を、1日5グラム未満としています。

脳卒中とがんは、塩害を原因にした病気の代表格。

塩分は肉（動物性脂質）と合わさることで血圧を上げ、脳卒中リスクを高めます。

がんは、まさに塩害です。

血液やリンパ液に存在するナトリウム（塩分）は、細胞内のカリウムというミネラルとバランスをとっています（ミネラルバランス）。細胞を正常に保って、つねに一定したよい体内の状態を維持しています。

ところが、長期にわたって塩分を過剰摂取すると、ミネラルバランスがくずれ、細胞に異常をきたします。これが、がんの発症につながるのです。

塩分は胃がんの原因もつくります。

とっておき栄養素！

カリウム——塩害から体を守る！

1日の目標量 2800mg

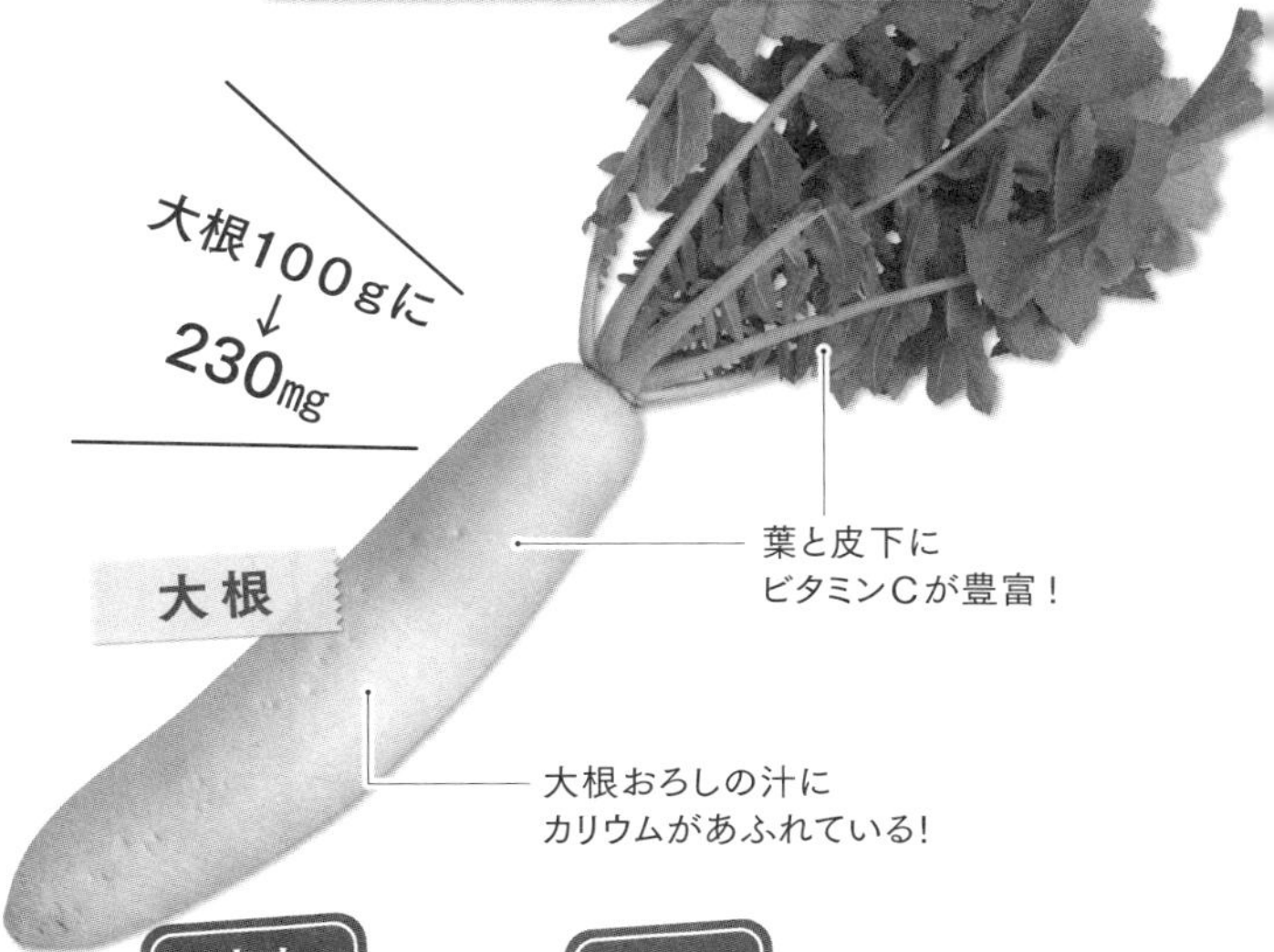
大根100gに
↓
230mg
大根
葉と皮下に
ビタミンCが豊富！
大根おろしの汁に
カリウムがあふれている！

おすすめ食品

アボカド
100 g→ 720mg

ザーサイ
100 g→ 680mg

鶏むね肉（皮なし）
100 g→ 350mg

効能

- 塩分排出。
- がんを防ぐ。
- 高血圧予防。
- 高い整腸作用。
- 解毒作用。
- 殺菌作用。

胃がんは、ピロリ菌という細菌が関係します。この**ピロリ菌の増殖を助けるのが塩分**なのです。

塩分は胃の粘膜を荒らし、その荒れた粘膜にピロリ菌が住みつきます。ピロリ菌は胃壁を荒らす毒素を出し、さらに住みよい環境をつくって増殖していきます。

体を塩害から守るには、やはり**野菜、果物の力を借りるのがベスト**です。

野菜、果物にはカリウムが豊富です。カリウムには、ナトリウムを排出する作用があり、**塩分の摂りすぎを調節**します。

カリウムとナトリウムが体内でバランスがとれていれば、細胞を正常に保ちます。そして、脳、心臓をはじめとした体の機能が健全に働きます。

カリウムの含有量が多いのは大根。**切り干し大根は群を抜いて豊富**で、生の大根の14倍もあります。ジャガイモ、りんごにも豊富。

日本人の塩分の摂りすぎはしょう油やソース、ドレッシング、マヨネーズなどを習慣的に使っていることも大きな一因。調味料やドレッシングに酢かレモン、みそ汁にはだしを使い、減塩の工夫をすることも大切です。

「りんご＋酢」は免疫力を高める最強の組み合わせ

6、「冷え」を取る

近年、「冷え性人口」が急増しています。女性は7割から8割の人が、男性は3割の人が、冷えを感じているそうです。**「冷えた体」は免疫力を弱くします。**

免疫の働きは、おもに白血球の顆粒《かりゅう》球とリンパ球という免疫細胞の勢力バランスによって正常に保たれています。前述のマクロファージも白血球で、NK細胞はリンパ球の仲間です。

免疫力は、リンパ球の働きを指します。ウイルスなど小さめの異物やがん細胞を排除します。かぜをひくのは、リンパ球の働きが低下するから。リンパ球は、体温が高いと数を増して活発化し、冷えた体だと減少します。

顆粒球は細菌などの大きめの異物を処理します。体が冷えると、顆粒球が多くなってバランスがくずれ、免疫力が低下します。

免疫力にとって、冷えは大敵なのです。

冷えを取って免疫力を強化するためには、食事や運動、睡眠などの生活習慣の改善が重要です。とくに食事は効果がすぐ出ます。

食物が免疫力を活性化するという研究は、日本を含め世界的に進んでいます。多くの食材に、免疫力を高める成分が含まれていることがわかっています。

まず、リンパ球などの免疫細胞をつくる材料のたんぱく質をしっかり摂ります。そのうえで、新陳代謝を促進するビタミンB群（B_1・B_2など）、抗酸化作用を持つビタミンA、C、Eを摂取します。さらに、塩害を防ぐカリウムを積極的に補給します。

ビタミンB_1は、細胞がエネルギーをつくるのを助けます。B_2もエネルギーを生む脂質の代謝をサポートします。B群には細胞の生まれ変わりを助けたり、ストレスへの抵抗力をつけたりするビタミンもあります。

とっておき栄養素！

りんごポリフェノール

——免疫力が上がる！

1日の目標量 1/2～1個

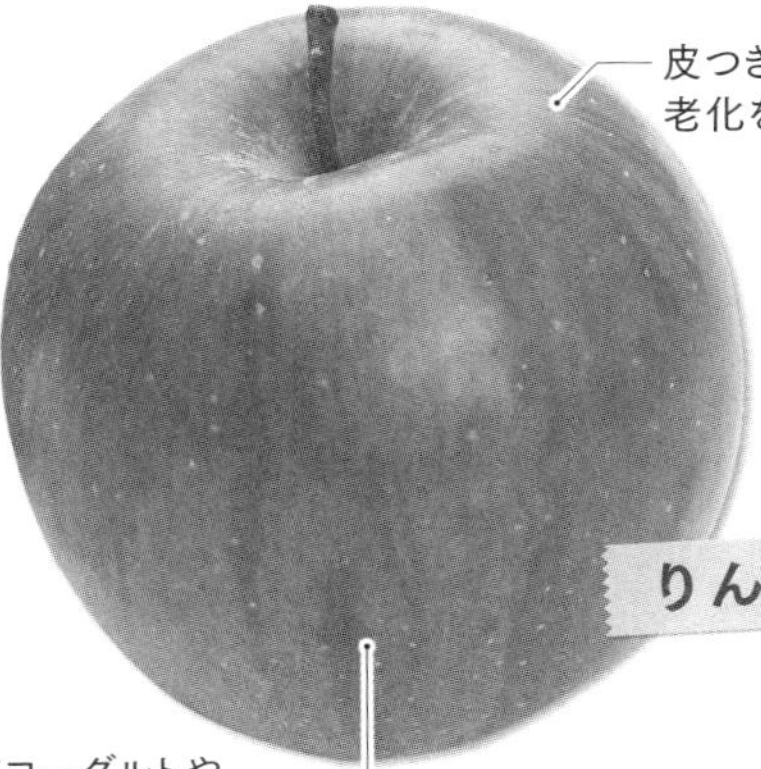

皮つきで食べると、老化を防げる！

りんご

すりおろしてヨーグルトや蜂蜜に混ぜると効果倍増！

おすすめ食品

にんにく
緑茶
生姜

効能

- 内臓脂肪を落とす。
- 老化抑制。
- がんを防ぐ。
- 高い整腸作用。
- 悪玉（LDL）コレステロール減少。

冷えを取る食材としては、やはり**たんぱく質が最適**。牛・豚肉、鶏肉、鶏卵、大豆製品を摂るとよいでしょう。とくに、**鶏のむね肉**は抗疲労成分のイミダペプチドを含み、とても効果的な食材です。イミダペプチドはまぐろやかつおにも豊富です。冷えがひどい人にはビタミンEの含有量が多い**カボチャ**、**アボカド**、**ナッツ類**をおすすめします。

肉ばかりを積極的に摂るのはかえって消化に負担がかかり、飽きもきます。習慣づけできて手軽に摂れる食材として活用してもらいたいのが、りんごと酢。

免疫細胞の6割以上は小腸に集中しているのですが、りんごに豊富な食物繊維のペクチンには、腸内環境を整える働きがあります。りんごポリフェノール（りんごに含まれるさまざまな抗酸化物質の総称）が、免疫細胞を活性酸素から守ります。カリウムも多く、塩害から体を守ります。

酢は、太りにくく、疲れにくい体づくりになくてはならない食材。酢に含まれる酢酸が体内でクエン酸に変化して代謝アップ、疲労回復をもたらします。酢は、毎日摂るのが原則です。やめてしまうと、すぐに元の体に戻ってしまいます。

最近まで、免疫細胞をつくる能力は、加齢とともに低下していくと考えられていました。ところが、骨ホルモン・オステオポンチンの分泌量の減少が、免疫細胞をつくる造血幹細胞の老化を進行させていることがわかったのです。

つまり、**かかと落としでオステオポンチンの分泌を刺激**すれば、造血幹細胞の生産能力が甦るということです。

食事とあわせて、ぜひ、毎日の習慣にしたいものです。

「1日1個のキウイ」で腸がたちまちスッキリ!

7、「腸の汚れ」を落とす

免疫力は、大半が大腸に棲息する、さまざまな腸内細菌のバランスに依存しています。100種類、100兆個以上の細菌が食べ物の残りかすを餌にして、たくさんの物質を放出しています。

体に有益な菌は善玉菌、悪いものは悪玉菌です。

善玉菌の代表格は、ヨーグルトや発酵食品でおなじみの乳酸菌。乳酸菌はビフィズス菌、ブルガリア菌などの総称で、**腸内環境の鍵を握るのがビフィズス菌**です。ビフィズス菌は食べ物に含まれるオリゴ糖を分解して、乳酸や酢酸をつくります。これらの酸が悪玉菌を排除して、体によい作用を及ぼす善玉菌を増やします。

悪玉菌の代表格は、**大腸菌**です。悪玉菌は便秘、肉食、老化、ストレスなどによって繁殖力が増します。腸内腐敗を進め、毒素を発生します。便秘や下痢を引き起こし、大腸がんをはじめ、さまざまな腸の病気を引き起こすのです。

悪玉菌は、血管を収縮させる作用もあり、血液の流れを悪くします。血流が滞《とどこお》れば、小腸に6割以上集中する免疫細胞に栄養や酸素が行きわたらなくなります。また、免疫細胞が体の隅々まで運ばれなくなり、免疫力が低下してしまうのです。

骨にとっても、腸内環境は大切です。骨の主成分のカルシウムは腸から吸収されます。腸の働きが悪いと吸収率も低下します。

悪玉菌を増やす原因は**便秘**です。

おもに大腸のぜん動（くねくね運動）のパワー不足から起こります。ぜん動が足りない腸内は長い間、食べ物がとどまり、排便に必要な水分を十分に吸収できなくなって、便が排泄されなくなるのです。

腸内にとどまる便はしだいに腐敗し、毒素を発生します。毒素は血液中に流れこみ、細胞や臓器などの働きを悪くします。さらに、腐敗が進めば、便は有害物質に分解されて、血液とともに全身に運ばれます。体内環境を悪化させてしまうのです。

便秘は内臓脂肪の蓄積でも起こります。内臓脂肪がつきすぎると、大腸が圧迫されてぜん動がスムーズにできなくなるのです。女性は子宮や卵巣回りについた内臓脂肪が便の出口近くの直腸を圧迫して、便秘を起こします。

悪臭便は、腸が毒で汚れている証拠。臭いおならはその警報です。

腸内環境は、食物繊維や消化・吸収を進める食物酵素を豊富に含んだ食材で整えられます。**善玉菌はオリゴ糖や食物繊維を餌にして繁殖**しますから、ブロッコリー、にんじん、ほうれん草、小松菜などの緑黄色野菜、大根、ごぼうなどの根菜類、そして果物を積極的に摂りましょう。

発酵食品を毎日摂って、外から善玉菌を補充する方法もあります。ヨーグルト、乳酸菌飲料、納豆、漬け物などがおすすめです。

腸内環境は排便ごとに戻ってしまうため、発酵食品は毎日補給しましょう。悪臭便をためないコツとして、**キウイフルーツ**、**パイナップル**、**りんご**がおすすめです。腸内環境が好転し、便秘の悩みから解放されます。

「7時間眠る」と内臓脂肪がつきにくくなる!?

8、夕食後、2時間あけて寝る

夕食後、すぐに寝てしまうと、血糖値が上がったままの状態になってしまいます。寝ている間、体は成長ホルモンを分泌して、日中に傷ついた細胞の修復をしたり脂肪を燃やして筋肉をつくったりします。

ところが、**血糖値が上がると、成長ホルモンの分泌が抑えられてしまいます。**食事で摂ったエネルギーは使われることなく、内臓脂肪となって蓄積されていきます。

血糖値は飲食すると急上昇し、3時間ほど経ったころから下がりはじめます。夕食後、最低でも2時間はあけ、**消化が進み小腹がすいたころに就寝**することが肝心です。糖質の多いデザートや炭水化物の夜食、就寝直前までの飲酒はますます内臓脂肪をつけてしまいます。

睡眠は、食欲のコントロールに大きくかかわっています。睡眠時間が短いと、胃から空腹感を促すホルモン、グレリンが分泌されます。その量が増えるにしたがって、食欲を抑えるホルモン、レプチンの分泌量が減少します。

つまり、**睡眠不足は食べすぎを誘ってしまう**のです。レプチンには、内臓脂肪の蓄積を抑える働きもあり、分泌低下は、内臓脂肪の増加につながります。

統計的に7時間前後の睡眠が健康的でもっとも長生きする、という調査結果があります。7時間前後の睡眠をとっている人は、それより時間が短い人や長い人に比べて、生活習慣病にかかるリスクが低いこともわかっています。

免疫力を上げるには、7時間前後の睡眠が必要なのです。

4時間睡眠など睡眠時間を極端に制限していると、血糖値のコントロールが効かなくなったり、血圧が上昇したりするため、なるべく避けてください。

肉を食べるなら、断然「鶏肉」がおすすめ！

9、肉よりも、魚を多く食べる

肉は、たんぱく質を摂るのに、パーフェクトな食材。

とくにおすすめは、牛や豚、羊、鶏の肉です。

筋肉、内臓、酵素、髪、骨と皮膚のコラーゲンなど体の重要な組織や器官をつくっているのがたんぱく質です。

たんぱく質は動物性の肉以外にも魚介、米、豆類、野菜などさまざまな食材に含まれています。なかでも**動物性の肉のたんぱく質はもっとも上質**で、しかも体内に効率よく吸収されます。

リンパ球など免疫細胞も、たんぱく質からつくられます。免疫細胞が正常に働くには、上質なたんぱく質が必要です。上質なたんぱく源である肉は、**免疫力強化にも有効な食材**なのです。

とはいえ、日本人はたんぱく質の消化力が低いという欠点があります。摂りすぎると腸内腐敗の原因になるため、注意が必要です。

朝、起きたときにだるさを感じるようであれば、前夜の夕食のたんぱく質の消化が就寝中にも続き、体がきちんと休息できていない証拠です。

体は就寝中につくられるので、夕食にたんぱく質を摂る必要がありますが、できるだけ**消化しやすい低脂肪のたんぱく質を摂る**ようにしましょう。

脂質をくらべると、肉より魚や大豆のほうが良質で、量も少なめです。日本人の食べる量では、摂りすぎはあまりありません。肉の摂りすぎが気になるなら、**たん**

ぱく質は魚や大豆製品で摂取してください。

四足動物の肉に含まれる脂質は、おもに飽和脂肪酸という成分。肉を使った煮物の汁が冷えると、浮かんでくる白い脂です。

飽和脂肪酸は摂りすぎると、免疫力を低下させたり細胞内の遺伝子を傷つけたりします。いずれも、がんの発症にかかわります。

鶏肉にも飽和脂肪酸が含まれますが、血液をサラサラにする不飽和脂肪酸の量が、飽和脂肪酸以上に豊富です。鶏肉は毎日、1回は食べてもよい食材なのです。

魚が嫌いな人も、鮭だけは食べてほしい食材です。

鮭は、「低脂肪高たんぱくの見本」のようなスーパー食材。豚にくらべてカロリー量は約6割程度。肉の代わりに、主菜に活用することをおすすめします。

鶏卵も、「最良質のたんぱく質食材」のひとつです。

卵はビタミンC以外の重要な栄養素をすべて含んでいます。大豆と並んで、肉や魚と同等の栄養価を持ちます。**免疫力を高める完全栄養食材**です。内臓脂肪の蓄積を抑え、若さを維持したり、取り戻したりするうえで重要な働きをします。

「鮭の切り身1切れ」で若返り効果はバッチリ！

抗酸化物質、良質のたんぱく質、多種のビタミン、ミネラル――。

魚は、栄養バランスに優れた食材です。

青魚のあじ、いわし、さば、さんま、白身魚の鮭、ひらめ、鯛は抗酸化が強力で老化を抑えます。

抗酸化作用があるといっても、とくに青魚は酸化しやすい弱点があります。

「青魚は新鮮なものに限る」、これが肝心。

青魚は抗酸化力以上に、**良質な脂質**のＥＰＡ（エイコサペンタエン酸）とＤＨＡ（ドコサヘキサエン酸）という不飽和脂肪酸の健康効果が期待されています。

血管の若返りや生活習慣病の予防・改善の効果を持つ、アンチエイジングに必須の脂質です。鮭にも多い脂質です。

ＥＰＡは血管をきれいにし、ＤＨＡは脳を活性化させます。

ただし、ＥＰＡもＤＨＡも加熱で損なわれます。煮たり焼いたりすると、約2割減少します。揚げ物にした場合は、6～7割も減ってしまいます。

煮魚、焼き魚からＥＰＡ・ＤＨＡの1日の必要量を摂ろうとすると、青魚のさばは切り身1切れ分、あじ、いわし、さんまは中1尾分で十分。

鮭は切り身1切れ、鯛は刺身2～3切れでＥＰＡ・ＤＨＡの1日の必要量を補えます。ＥＰＡはまいわし、くろまぐろの脂身、さば、ぶりに多く、ＤＨＡはくろまぐろの脂身、さば、ぶりに豊富。体によいとされるオメガ3系の脂質です。

私たちの若年女性を対象とした研究で、大腿骨の骨密度の獲得にＥＰＡ・ＤＨＡの摂取が影響することが判明しています。

しかし、日本人の魚離れが進んでいて、魚介類の消費量は２００1年をピークに、減少傾向にあります。２０１1年にはピーク時の7割で、肉類の消費を下回っています。

5章

「かんたん骨トレ」で、もっと若くて元気な体になる！

かんたん骨トレ

「これだけの運動」で全身が若返る！

「大きな刺激」より「小さな衝撃」が骨に効く！

骨に必要な栄養を十分に摂っていても、運動不足では丈夫な骨はつくれません。骨の健康だけを考えれば、「**食べるよりも、まず動く**」ことがとても重要なのです。

ただ、運動に1時間もかけたり、息も絶え絶えになるほどがんばったりする必要は、まったくありません。

1日たった100秒の「かかと落とし」――。

何度も繰り返してきたように、**かかとに重力をかけて**「**小さな衝撃**」**を与える**。それだけで、骨の健康はもちろん、体に「若さと美しさ」までが戻ってくるのです。

かかと落としは、体重の3倍の重力がかかります。

必要なのは「かかとへの小さな衝撃」で、けっして手足の骨を皮膚の上からていねいにさすったり、強く押したりする「大きな刺激」ではありません。

骨への衝撃は骨細胞が体への脅威と感知し、「体を守れ、骨をつくれ」という合図を出して、骨をつくる骨芽細胞の数を増やします。骨代謝が促進されるのです。

世界で**最高の若返り物質、オステオカルシン**の分泌量も増えます。

オステオカルシンは全身の臓器に働きかけ、体のさまざまな機能を活性化して老化を抑えます。骨に負荷がかかることで、骨の主成分であるカルシウムが、骨のインフラといってもよいコラーゲンに沈着して丈夫な骨がつくられるのです。

たった100秒で骨力を高める「骨トレ」。1章では、「ミニジャンプ」「その場足踏み」、そして「かかと落とし」の3つの基本トレーニングを紹介してきました。

ここでは、その基本トレにほんの少しの改良を加え、運動が苦手な人でも、すぐに実践できて、高い効果が期待できる「かんたん骨トレ」を3つご紹介します。

少し強度があって、全身運動になるため、**若返り効果も抜群**です。

1

ひざを軽く曲げ、片足を上げる。

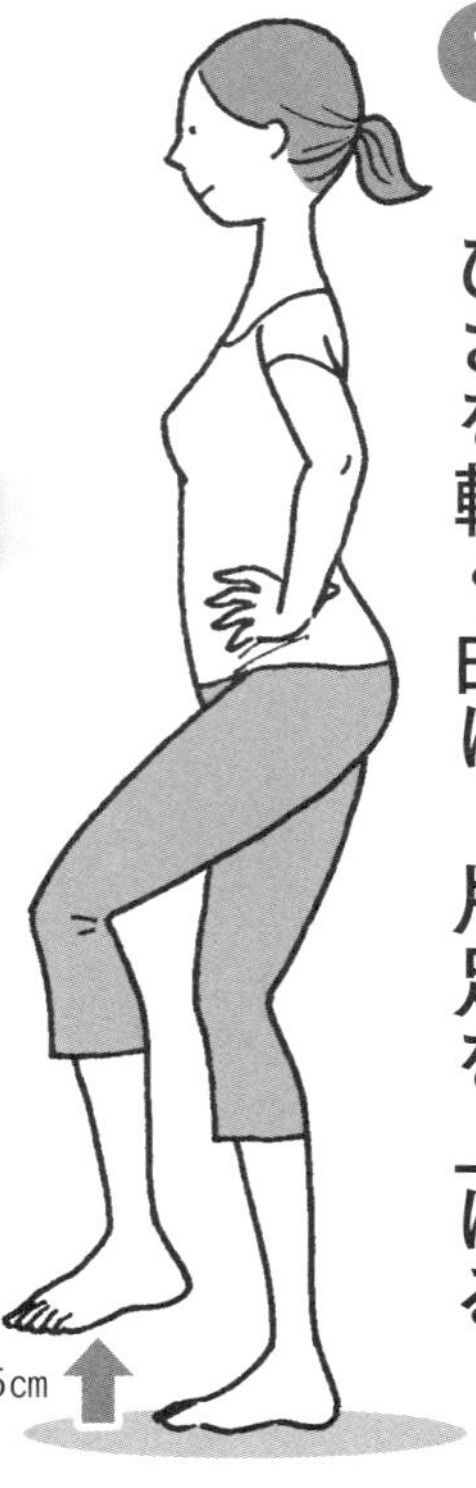

ひざを曲げ、重心を落としながら、
片足を 10 〜 15cmほど上げる。

かんたん骨トレ

「骨力」も「バランス力」もアップ！

片足かかと落とし

目標

1日
10回
×3～5
セット

分けてもOK。

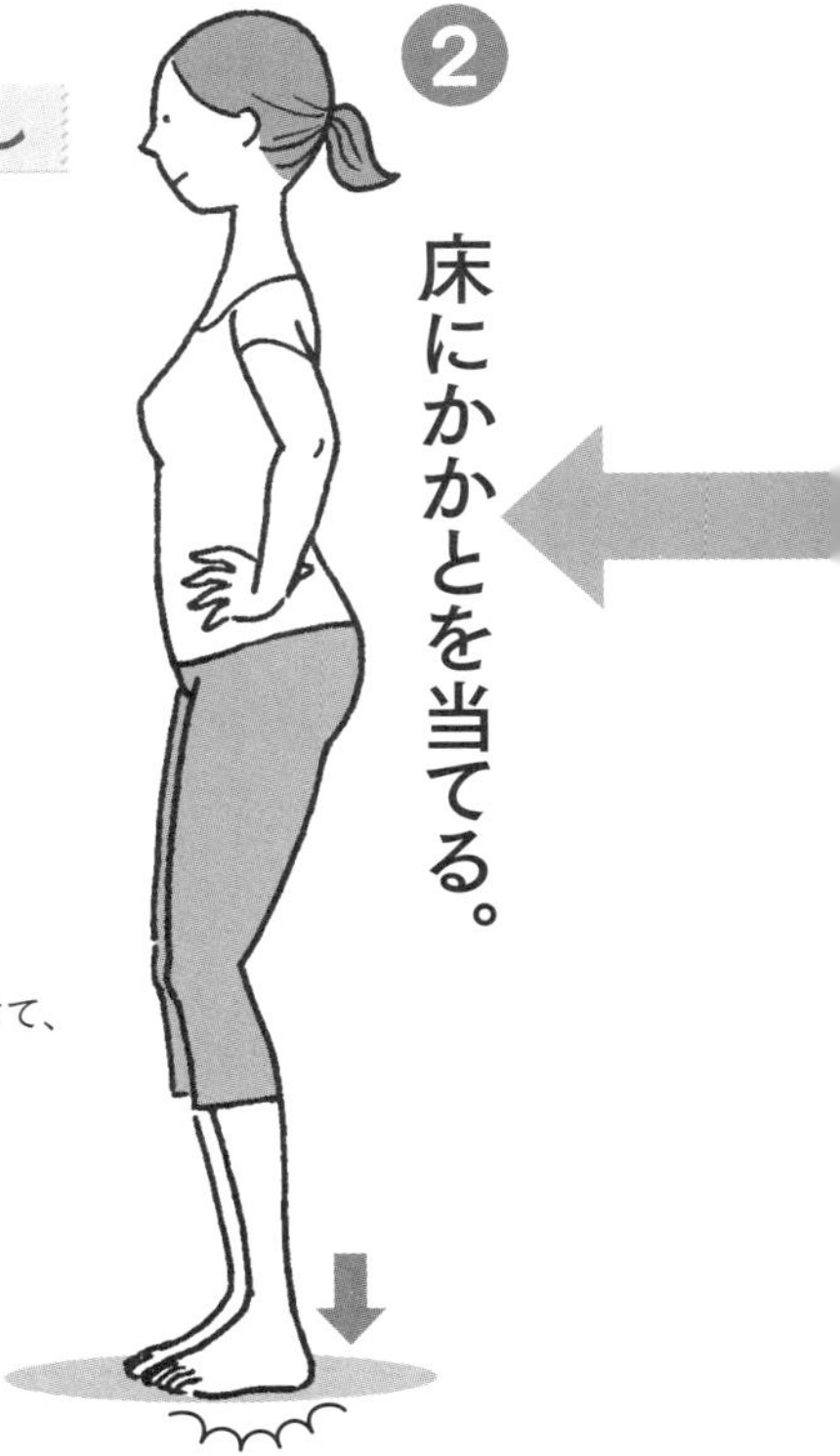

片足1回2秒くらいかけて、
ゆっくり上げ下ろし。

かかとを落とすようにして
足裏全体で着地。

台に足を乗せる。

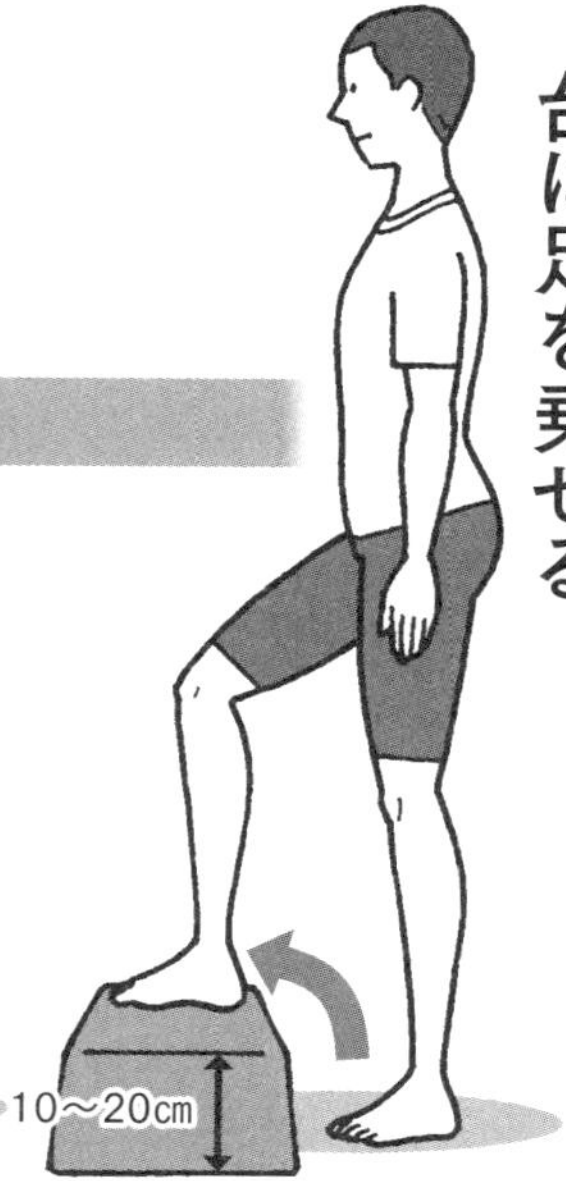

1

高さ10〜20cmほどの台を用意。台に右（左）足を乗せる。

台の上に乗る。

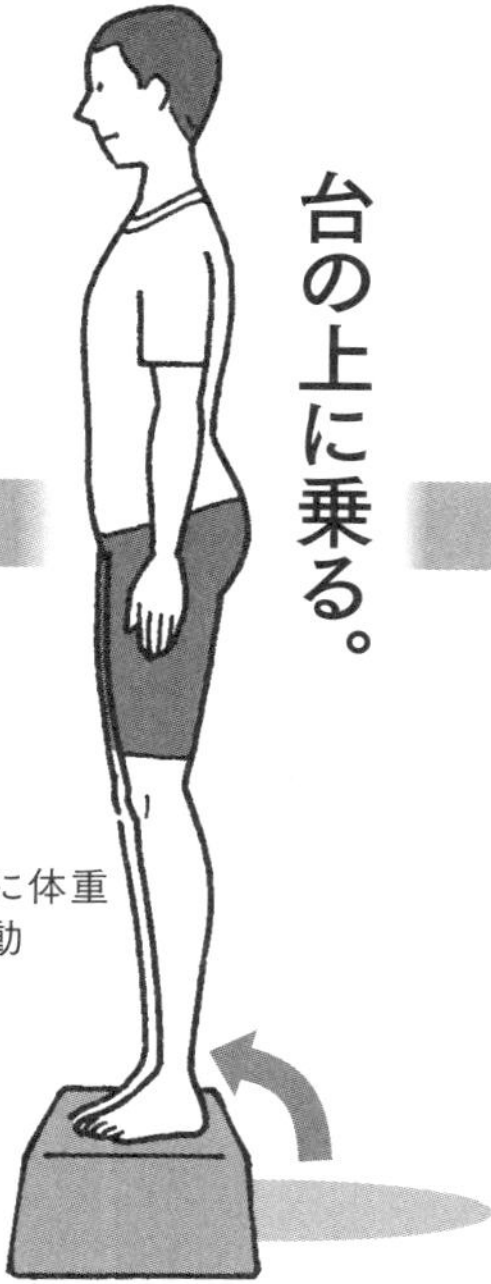

2

もう片足も乗せ、両足をそろえて、まっすぐ立つ。

かんたん骨トレ 「骨力」&「脚力」アップにおすすめ！

踏み台昇降

目標
1日
10回
×3〜5
セット
分けてもOK。

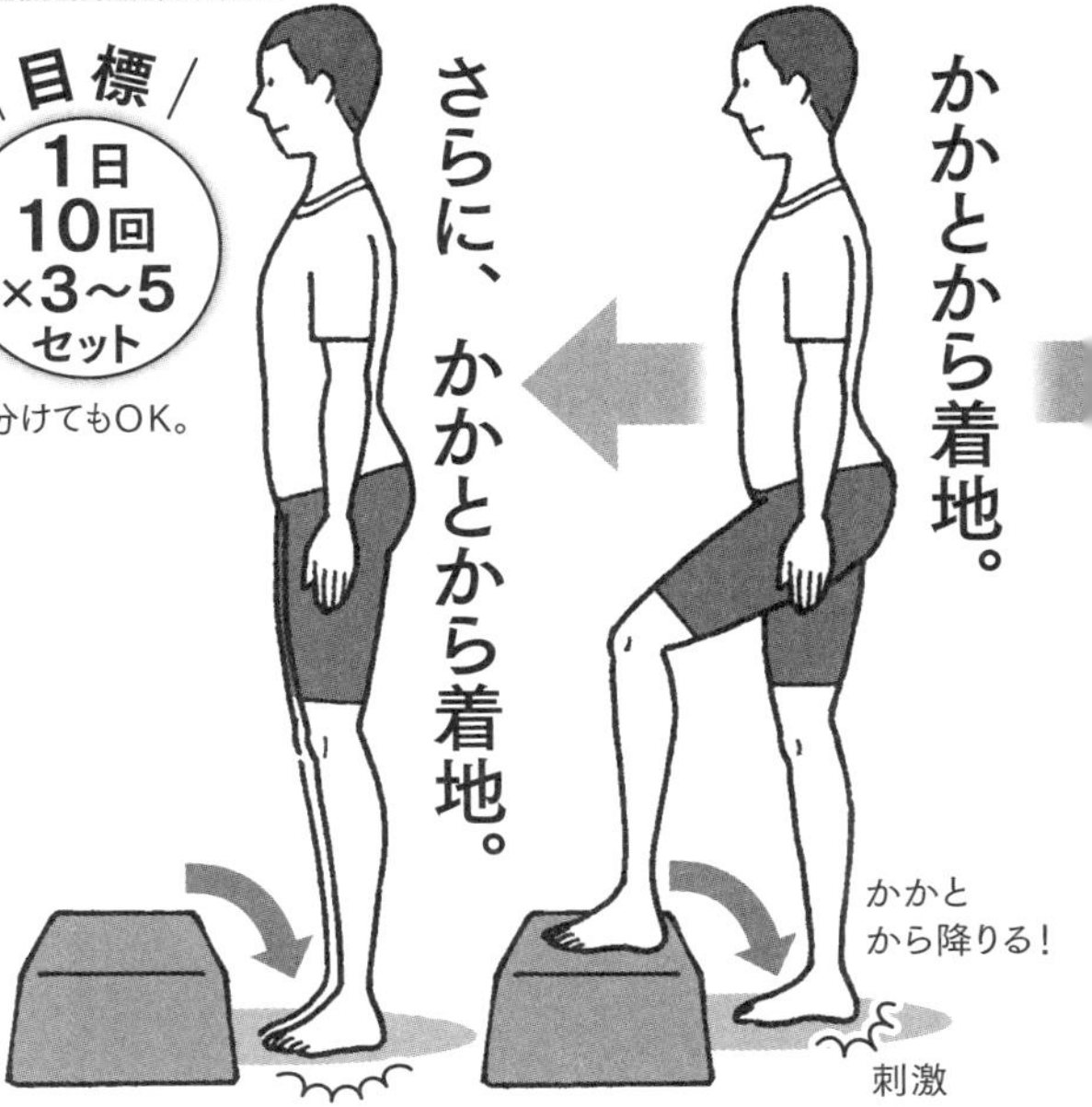

3

右（左）足を降ろす。かかとから着地するイメージ。

4

左（右）足も降ろす。

このジャンプ運動で、骨密度さらにアップ！

運動で骨に負荷がかかると、骨をつくる骨芽細胞が活発に働きだします。

何歳になっても、骨に重力をかけたり、衝撃を与えたりすることで、骨を鍛えることができます。

活動的に動いているかぎり、骨は若さと美しさを保とうとして骨芽細胞ががんばります。

ところが、体を動かすことをしないで、1日の大半を座り仕事で過ごしていると、骨芽細胞はがんばることをやめてしまいます。

いわば、**「もう若さを保つ必要はない」と判断してしまう**のです。

それぞれの骨トレには、目標の回数・時間を設けています。最低でも、これくらいはやってほしい、という目安です。体力に不安がなければ回数・時間を延ばすのはおおいにけっこうなことです。

骨に衝撃を与えると、骨量が増えることを実証した実験があります。

骨粗鬆症の予備群の男性19人に、1日30回の「その場ジャンプ」を週3日、1年間継続してもらった実験です。結果は、**18人の男性に骨量の増加が見られました。**それだけではなく、骨をつくるなというメッセージを出す、スクレロスチンの分泌量が減少していたのです。

小休止をはさみながら、1日30回のミニジャンプ——。これだけで、全身運動になります。

毎日やらなくても、週3日程度で十分効果があるのですから、運動が嫌いな人にはもってこい。いかがですか。

ミニジャンプは、手軽な全身運動です。体重の4倍もの重力がかかります。ジャンプといっても、高く、遠くに跳ぶ必要はまったくありません。かかとを意識しながら、足の裏全体で着地することが大切なのです。

屈伸をしてジャンプをするので、脚全体の筋肉を効率よく使うことができます。脚には、全身の7割の筋肉が集中しています。ほとんどの筋肉が使えて消費カロリー量も高まりますから、**ダイエットにも最適**です。

無理しないで!
自分のペースで
ラクに!!

台の上に立つ。

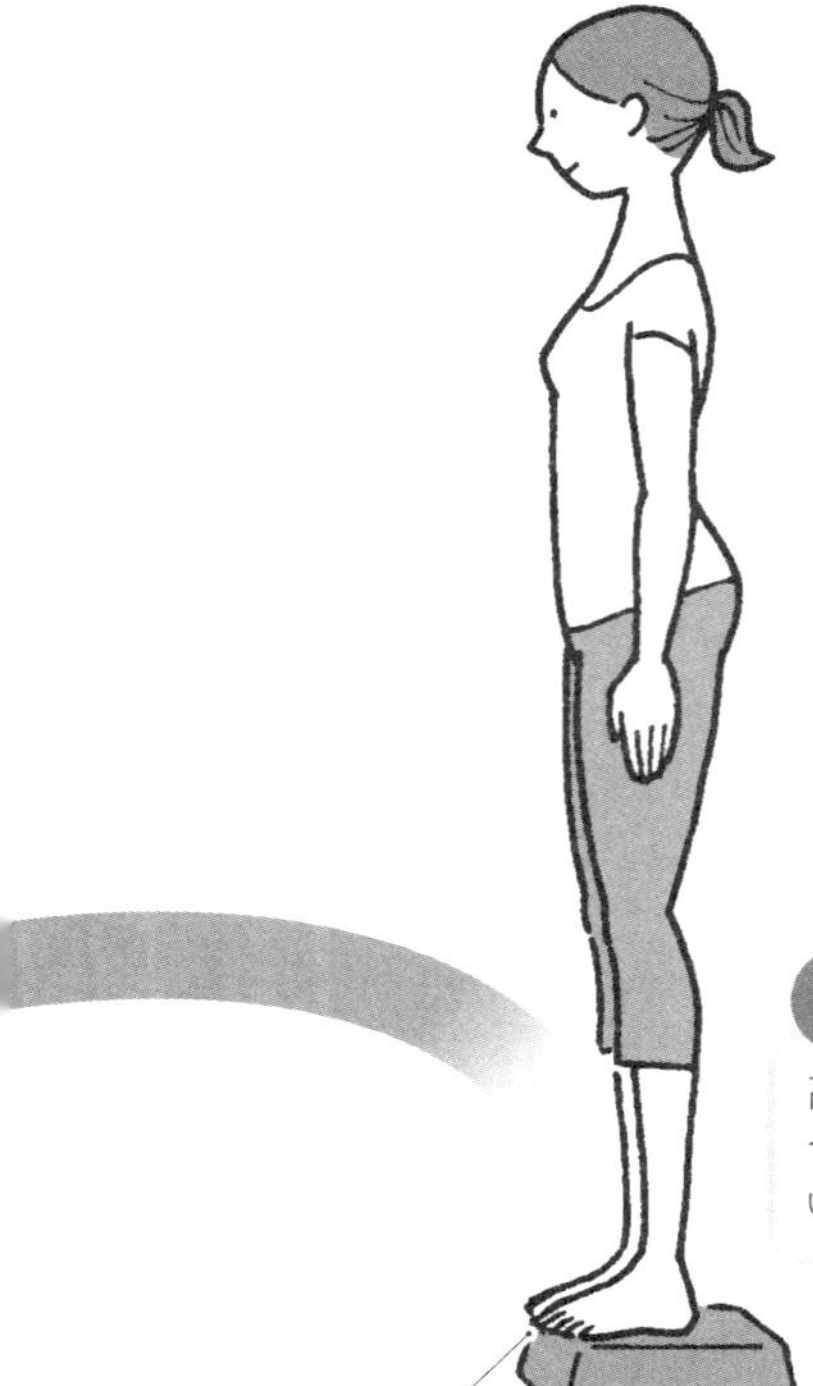

1

高さ10cmほどの台を用意。
つま先が少しはみ出すくらいの位置に立つ。

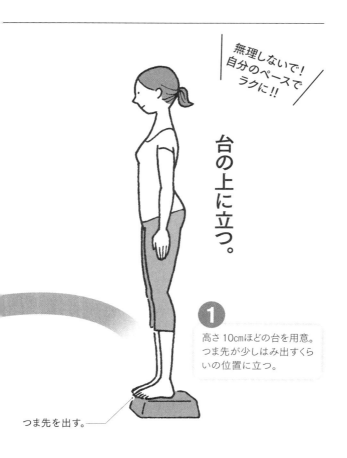

かんたん骨トレ

体重の何倍もの負荷が、骨を強化！

10㎝ミニジャンプ

目標
1日
10回
×3〜5
セット

分けてもOK。

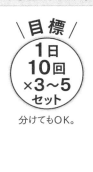

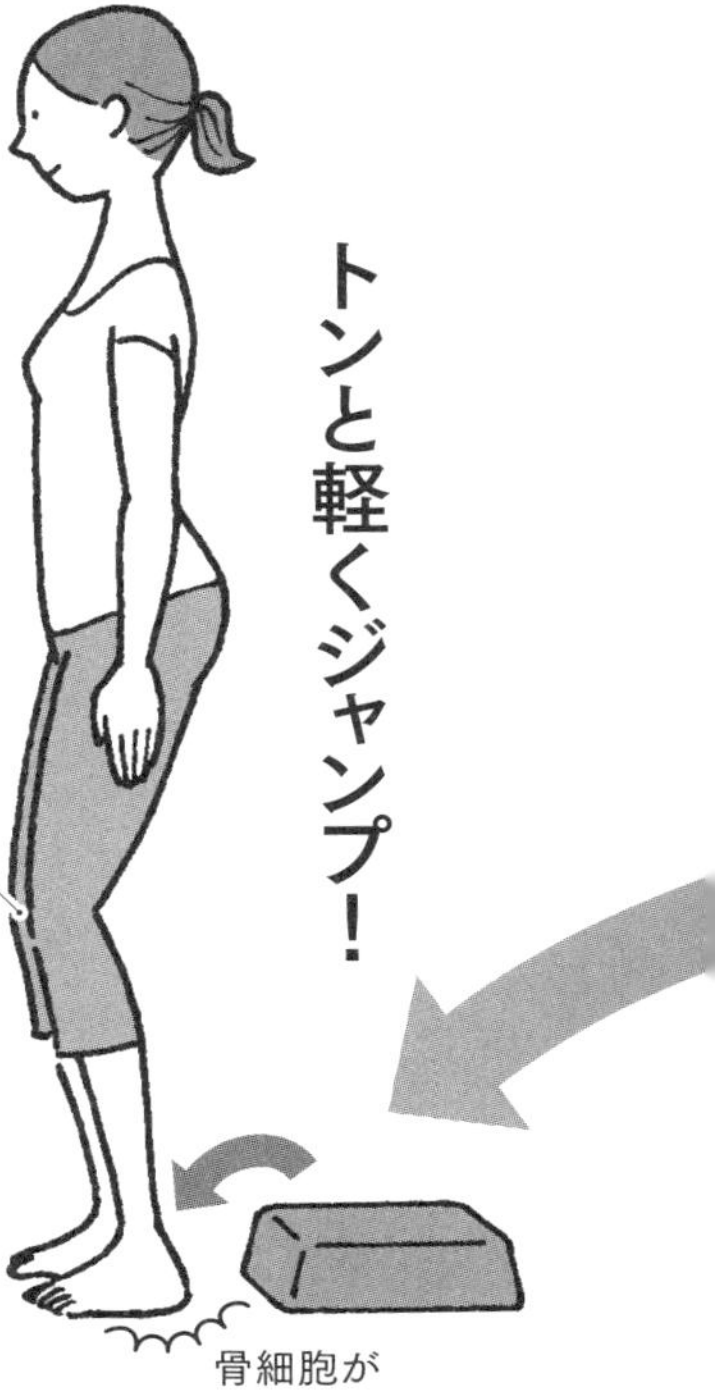
トンと軽くジャンプ！
ひざを曲げて、
衝撃をやわらげる。
2
かかとを意識して
足裏全体で着地。
骨細胞が
活性化

ジャンプ運動は血行・血流をよくします。バランスの心配がなければ、その場ジャンプを縄跳びの要領で行なってみるのもよいでしょう。軽いジャンプを繰り返すと、内臓が刺激されて血流がよくなります。

ミニジャンプといえども、水泳と同じ有酸素運動です。新鮮な酸素を体に取り込む力を高めます。同時に、全身の血行を促進して、体の隅々まで酸素を行きわたらせます。栄養素も行きわたりますから、新陳代謝も活発になります。

デスクワークの時間が多い人は、**長い時間、前かがみ**になっています。この姿勢をとり続けていると、胃や腸の内臓が圧迫されるため、内臓はこわばって血流が悪くなってしまいます。

ジャンプをすると、内臓が上下に動いてコリがほぐれるため、血流が改善します。骨に適度な負荷がかかる運動を続けることが大切です。くれぐれも無理は禁物。**体力に応じて、できる範囲で**行ないましょう。

30代からは、骨の健康を守る女性ホルモンの分泌量が落ちてきます。重力のかかる運動や食事の工夫で、骨量（骨密度）を増やしていきましょう。

かんたん筋トレ

太ももを鍛えると、「骨筋力」がつく！

健康で豊かな生活は「太もも」から生まれる

40歳の声を聞くころから、筋肉が実感できるほど減少していきます。体でもっとも大きな、太ももの大腿四頭筋が落ちてくるのです。

筋肉と骨には密接な関係があります（「**筋骨連関**」といいます）。筋肉から分泌される「**マイオカイン**」**という若返りホルモン**が骨代謝を促進します。

一方で、骨から出る「オステオカルシン」が筋力のアップを促すのです。

太ももを鍛えるには、**スクワットがもっとも効果的**。ゆっくり行なうのがポイントです。お尻を落として中腰の姿勢をとるので、重力がかかります。筋トレと同時に骨トレにもなります。どちらも鍛えられて一石二鳥ということで、「**骨筋力**」を**上げるトレーニングとしては、スクワットが最適**です。

ただ、きつい運動なので、体力がある人にだけスクワットをすすめています。

スクワットは、内臓脂肪を燃やします。脂肪が燃やされることで、肝臓の機能は正常を保ち、血糖値を一定の範囲に保ちます。

脂肪肝などの機能低下があると、糖尿病、動脈硬化、認知症、骨粗鬆症などの生活習慣病を引き起こします。

太もも強化の最大の効用は、**活動的な生活を続ける土台ができる**ことです。最近、脳の活性化とのかかわりが注目されています。

太もも強化には、片脚立ちも有効です。1分間の片脚立ちで、50分のウォーキングと同じ負荷がかかるといわれています。

体重が片脚だけにかかるので、筋力アップとともに大腿骨（脚のつけ根）の骨密度が上がります。こちらも、一石二鳥。

「**健康的で豊かな生活は、太ももから生まれる**」といっても、過言ではないのです。

かんたん筋トレ

「体を支える力」がみるみるアップ！

つかまり立ちスクワット

目標
1日 10回 ×2～3セット
分けてもOK。

1
台所仕事の合間に、シンクにつかまって1歩下がる。背筋を伸ばし、脚は肩幅に開く。

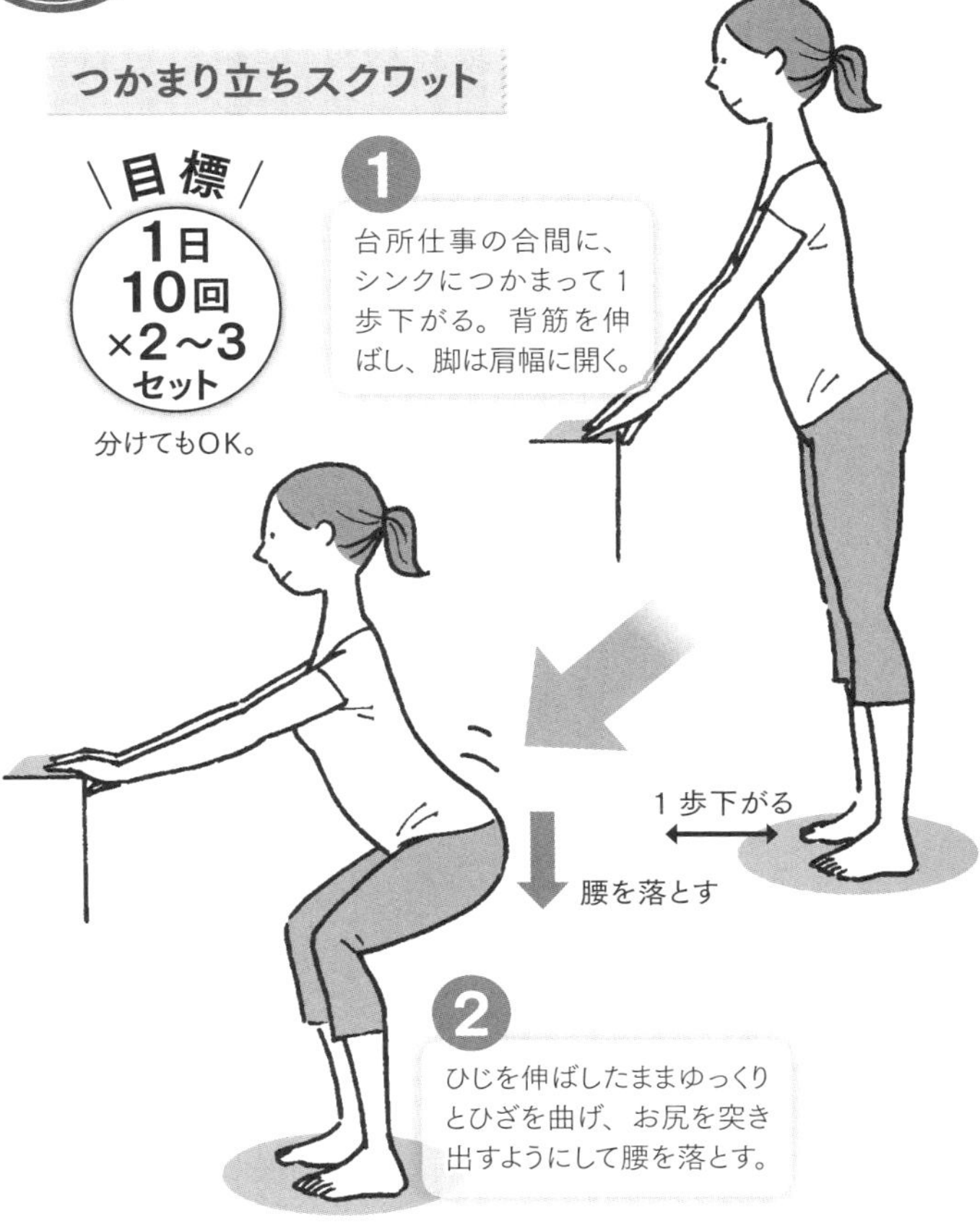

2
ひじを伸ばしたままゆっくりとひざを曲げ、お尻を突き出すようにして腰を落とす。

かんたん筋トレ

大腿骨の「骨密度」が自然に上がる！

片脚立ちフラミンゴ体操

\ 目標 /

片足ごとに
1分間
静止

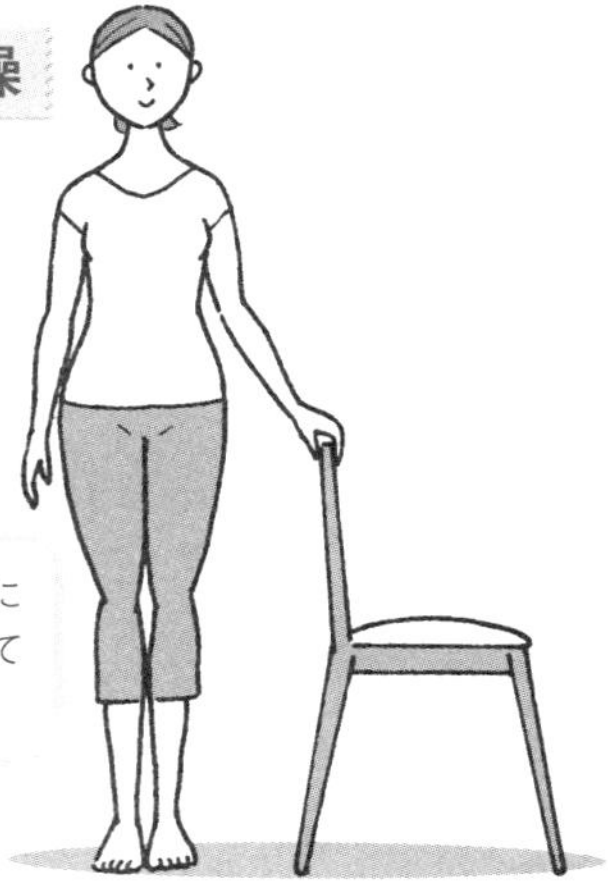

1
椅子の背に
つかまって
立つ。

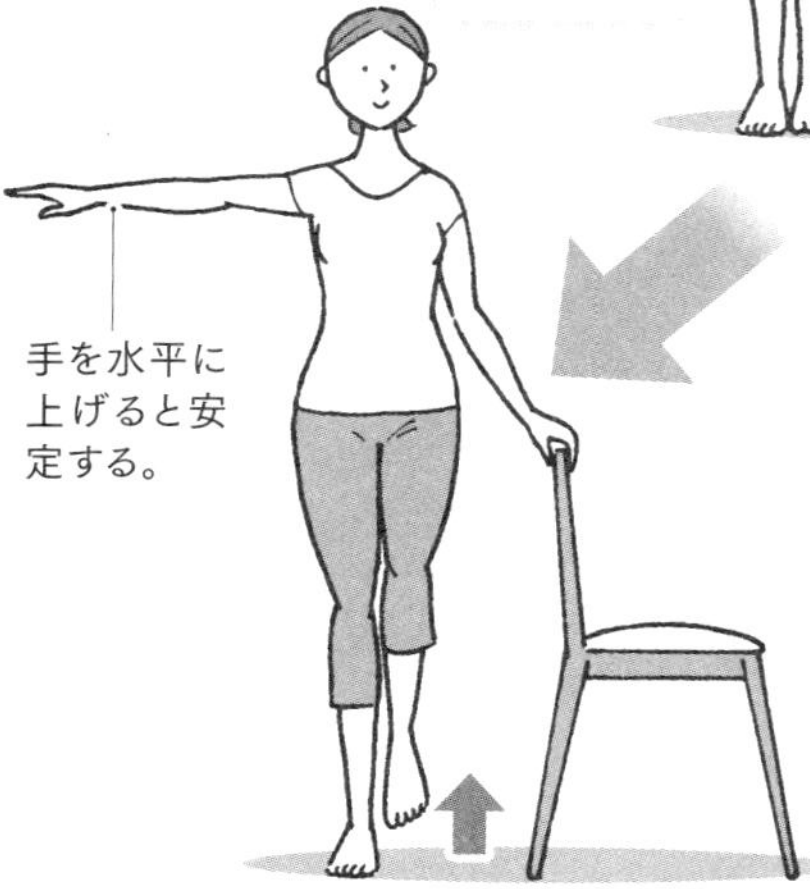

手を水平に
上げると安
定する。

2
片脚を5～10㎝
上げて、1分間
静止する。

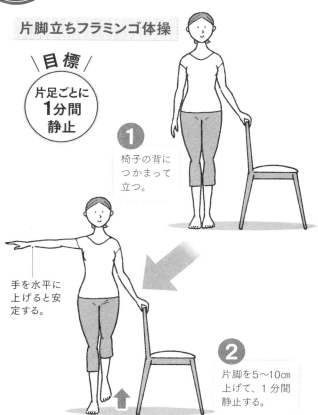

太ももの筋肉が増えると、内臓脂肪がすぐ落ちる

内臓脂肪を、速くラクに落とす最良の方法があります。

それは、エネルギーをもっとも消費する大きな筋肉――**「太ももの筋肉」を増やすこと**です。

内臓脂肪はつきやすく、落ちやすい脂肪。食習慣の改善と本当に**かんたんな運動習慣でみるみる落ちていきます**。

一方、皮下脂肪は頑固で、一気に落そうとするとハードな食事制限やトレーニングが必要です。皮下脂肪は内臓脂肪がある程度、減らないと落ちないのです。内臓脂肪が減少すれば、自然に減ってきます。

30代からは体が変わり、老化を原因にして太り方も変わります。

標的は、内臓脂肪です。体にやさしい運動で落とし、そして内臓脂肪がつきにくい体にしましょう。

内臓脂肪はほどほどの量ならば（目安は平らなお腹）、血液の健康を保つなどの

よいホルモンが分泌されます。つきすぎると過食を招いたり、血圧を上げたりするホルモンを分泌します。

肥満は脂肪をたくわえる脂肪細胞が数を増し、そのサイズを大きくすることで起こります。骨から出るオステオカルシンには、**脂肪細胞を小型化**、つまり小さくしたり死にいたらしめたりする働きがあります。

内臓脂肪落としには、ハードな食事制限も運動も必要ありません。

極端な食事制限は本当に過酷です。体はもともと、極端な減食ダイエットに向かないようにできています。体に、飢えに適応する仕組みがあるからです。

食べなければ一時的に体重は減りますが、飢餓状態にあると判断した体は摂ったエネルギー（カロリー）量に応じて、その消費を節約します。結果、基礎代謝が落ちてしまうため、期待するほど脂肪が落ちなくなるのです。

ハードな減食ダイエットはほとんど効果がないどころか、基礎代謝を低下させるので、体内の老化が進みます。そして、**もっと太りやすい体に変えてしまいます。**

内臓脂肪を落とすのに、基礎代謝のアップも有効なのです。朝食をきちんと摂る

かんたん筋トレ

太もも前面の筋肉を強化し、転倒防止！

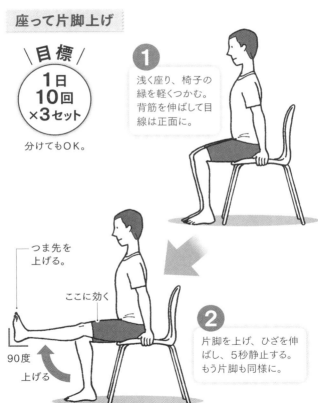

座って片脚上げ

目標
1日
10回
×3セット

分けてもＯＫ。

1
浅く座り、椅子の縁を軽くつかむ。背筋を伸ばして目線は正面に。

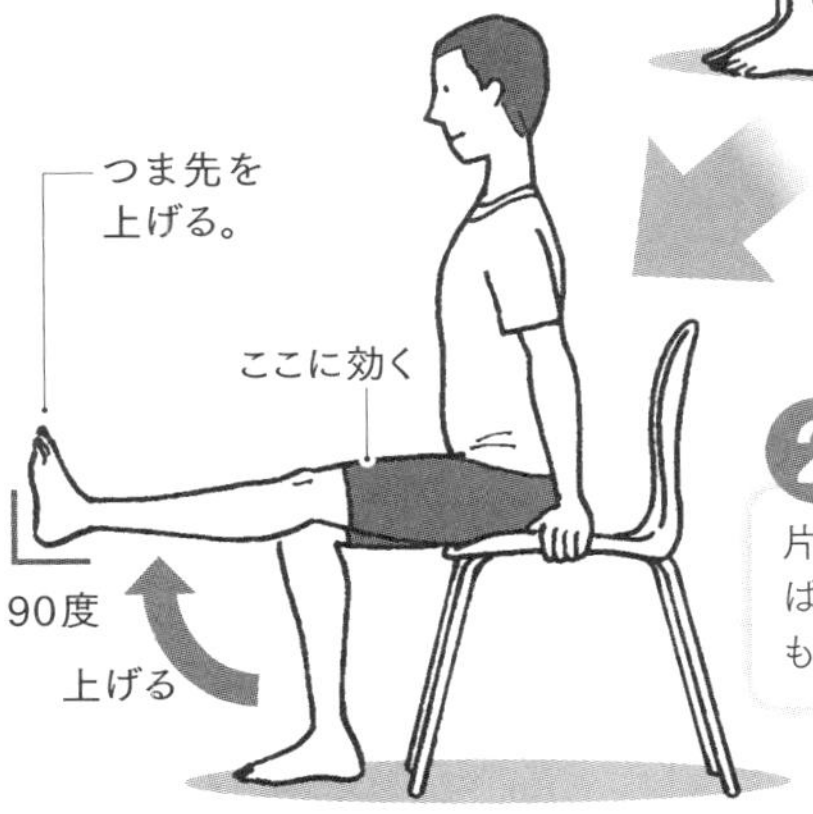

2
片脚を上げ、ひざを伸ばし、5秒静止する。もう片脚も同様に。

習慣が基礎代謝を上げます。

内臓脂肪落としはウォーキングや水泳、そして骨トレのミニジャンプなど有酸素運動のほうが、筋トレより落としやすいことがわかっています。軽く筋トレを行ない、そのあとに有酸素運動をやるのが効果的といわれています。

筋肉量を増やすときに作用するのが、男性ホルモン。女性の体からも分泌があります。**男性ホルモンは、エネルギー消費を進め内臓脂肪を燃やす**働きがあります。

男性ホルモンが減ると、内臓脂肪が一気に増えてきます。逆もいえて、内臓脂肪が増えれば、男性ホルモンが減少するのです。

男性ホルモンを増やすのは、筋トレと有酸素運動です。これも相関関係があり、男性ホルモンが多くなれば筋力がつき、筋肉量が増えて筋力がつくと男性ホルモンが増えるのです。男性の場合、男性ホルモンの過不足は、「朝立ち」がそのバロメーター。40代で1週間、朝立ちがなければ問題という指摘があります。

思い起こしてください。オステオカルシンに男性ホルモンの分泌量を増やす作用があることを。

かんたん筋トレ

太ももを鍛えながら、股関節を柔軟に！

四股《しこ》立ち

目標
1日
10回
×2セット

分けてもOK。

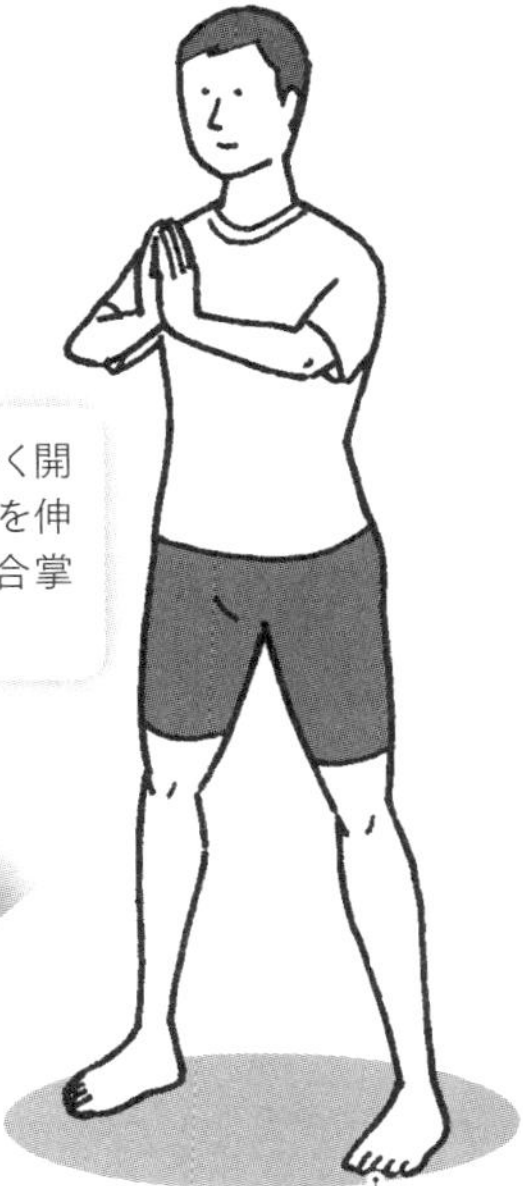

1
脚は大きく開き、背筋を伸ばして、合掌ポーズ。

つま先はやや外側に向ける。

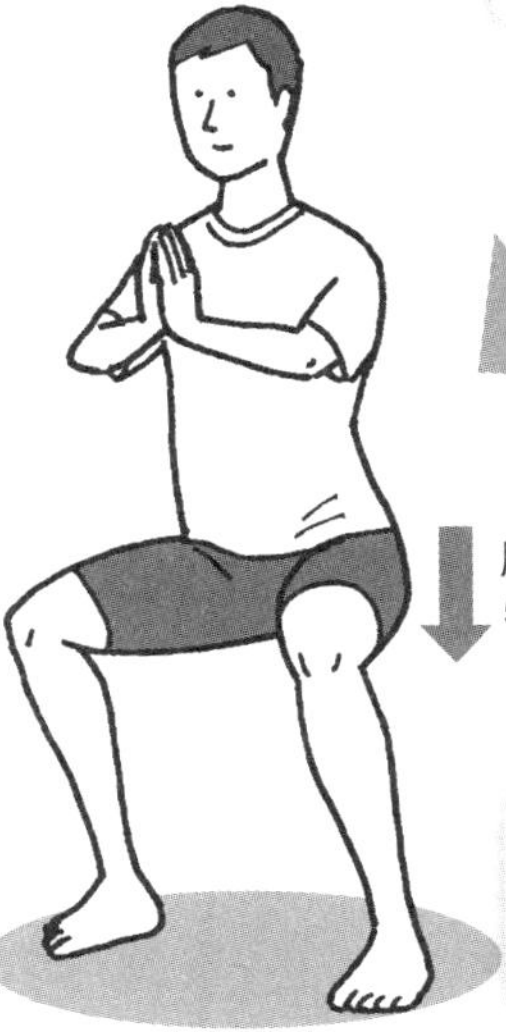

腰を落として
5秒静止

2
背筋を伸ばしたまま、膝を曲げて腰をゆっくり落とす。

かんたん
筋トレ

股関節回りを鍛えて、脚力アップ！

バタ足

目標
上下
10往復

1
椅子に深めに座り、
脚を軽く伸ばす。

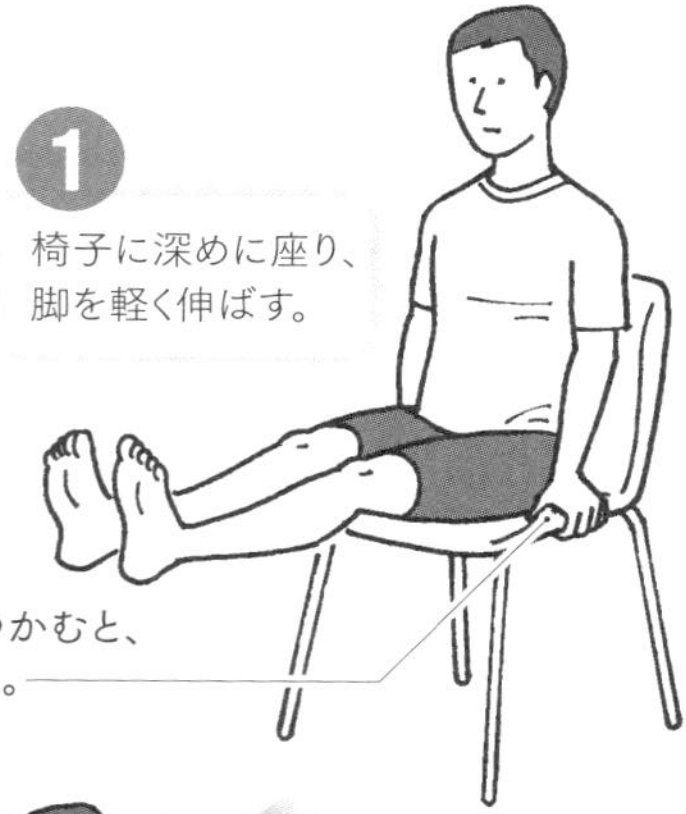

手で椅子をつかむと、
体が安定する。

2
水泳のバタ足のように、
脚全体をしならせなが
ら、両脚を動かす。

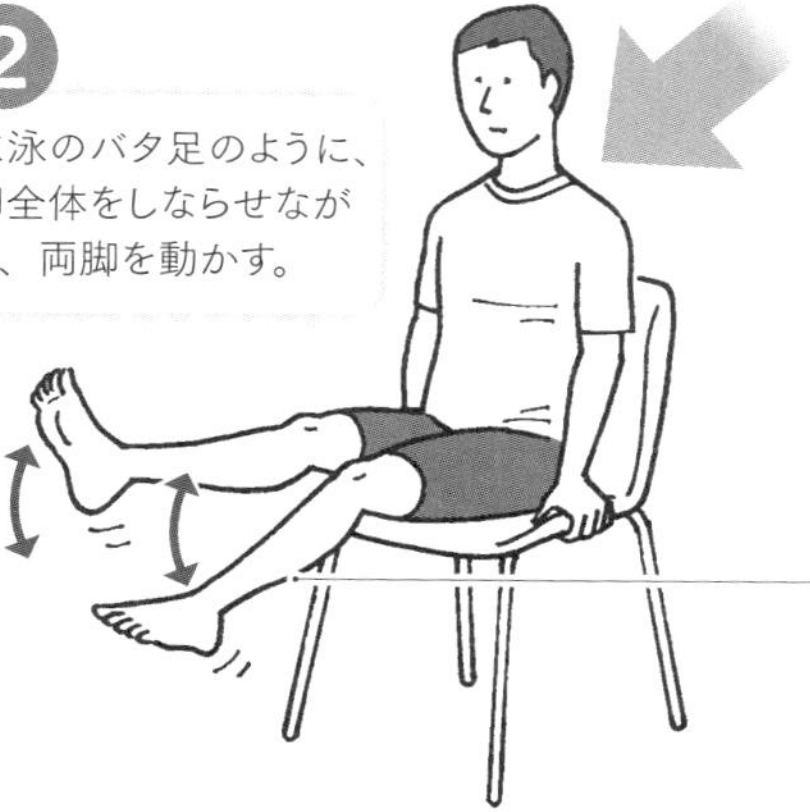

力を抜いて、
ラクに動かす。

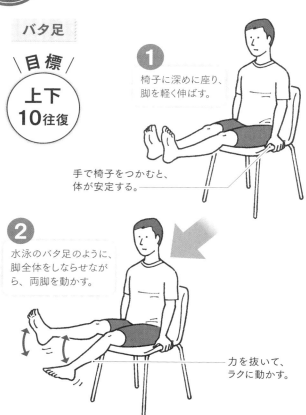

かんたんストレッチ

どんなに固い体も必ず柔らかくなる！

「体をよく伸ばす」と、若返りホルモンが全身に届く

腕や脚のつけ根は意外にもろく、骨折などのダメージを受けやすい箇所。ストレッチで重要なのは、このつけ根を入念にケアすることです。ストレッチで筋肉をゆっくり伸ばすことを繰り返していれば、**どんなに体が固い人でも、必ず柔らかくなります。**

体が柔軟になれば、筋肉や関節にかかる負担が軽減され、ケガ予防になります。もうひとつ、大きな効果があります。ストレッチが**太らない体をつくってくれる**のです。リラクゼーション効果があるからです。首筋、背筋、腕、下肢などの筋肉

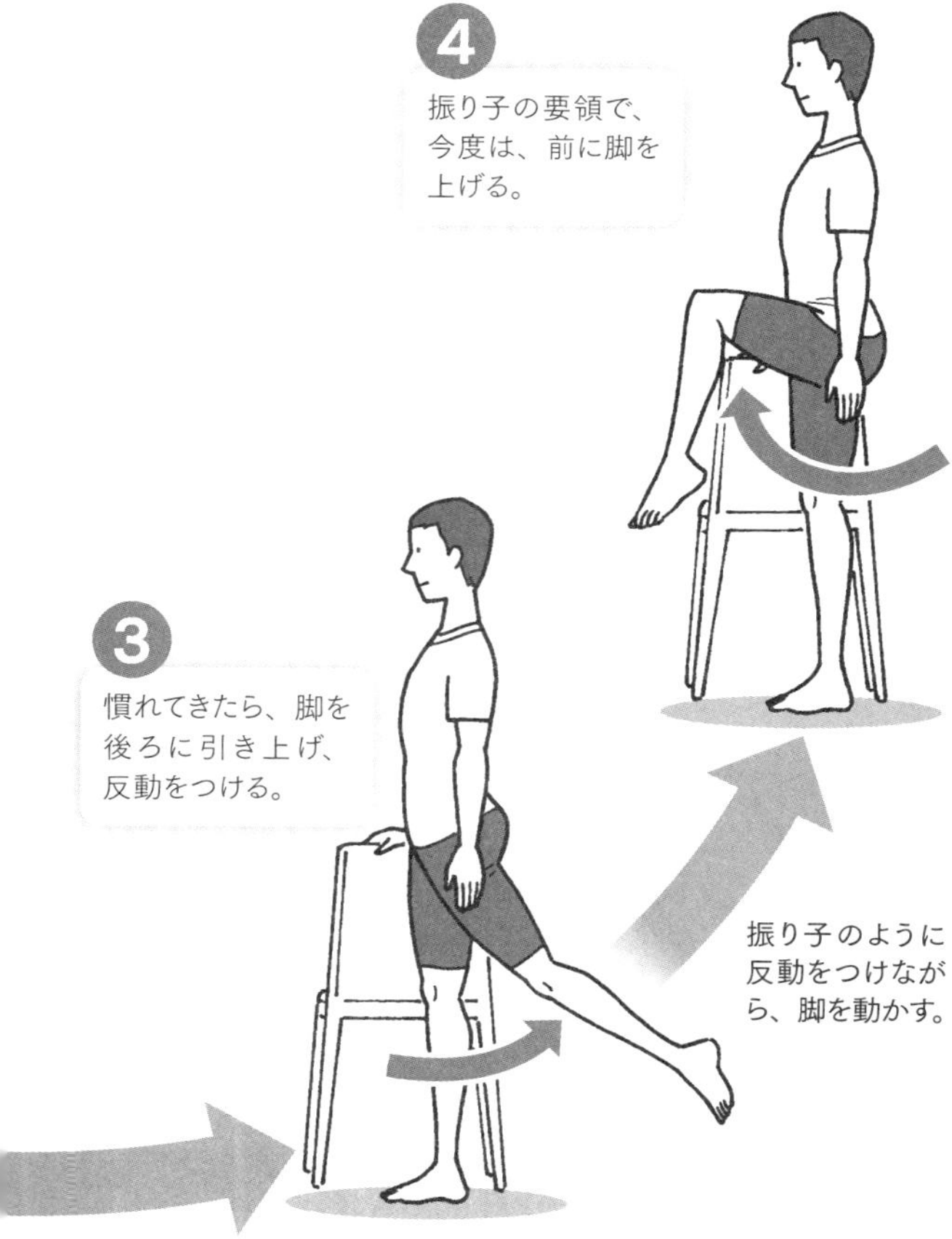
4
振り子の要領で、
今度は、前に脚を
上げる。
3
慣れてきたら、脚を
後ろに引き上げ、
反動をつける。
振り子のように
反動をつけなが
ら、脚を動かす。

かんたんストレッチ

太もも裏側を鍛えて、転びにくい体に！

ふりふり

\目標/
1日
10回
×2セット

分けてもOK。

1
椅子の背に手をかけ、体を安定させる。

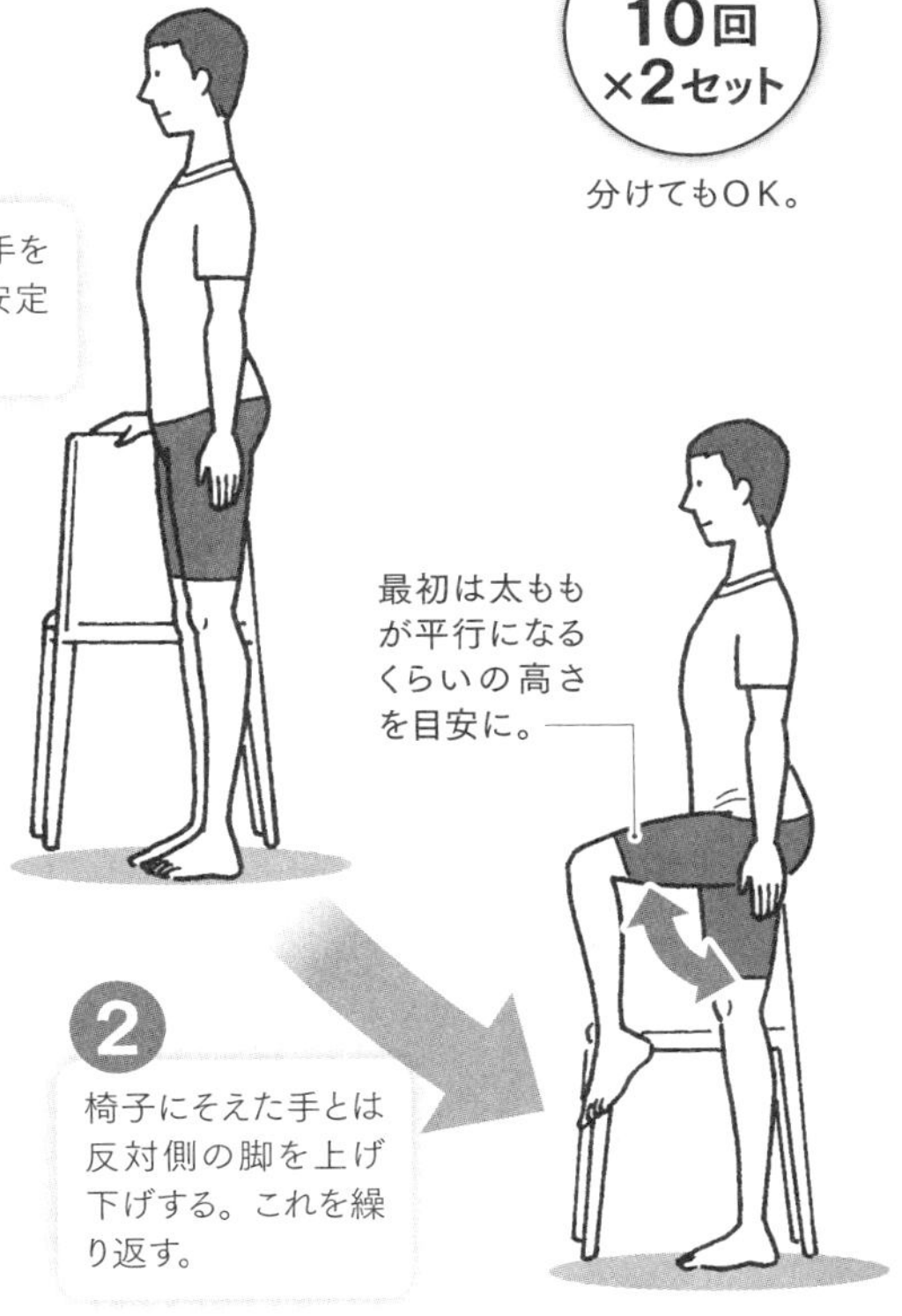

最初は太ももが平行になるくらいの高さを目安に。

2
椅子にそえた手とは反対側の脚を上げ下げする。これを繰り返す。

を伸ばすと、気分が安定してきます。また、血流もよくなるため、若返りに重要な役割を持つ女性ホルモンや骨ホルモンなどが全身にくまなく運ばれるのです。

こうして、疲労回復が進み、ホルモン分泌のバランスもよくなり、体は太りにくくなるわけです。新陳代謝が活発になるため、肌つやもよくなります。

首回り、肩甲骨周辺には熱をつくる褐色脂肪細胞が集中しています。どんなに食べても太らない人は、この細胞が活発に働いています。褐色脂肪細胞はその字のごとく褐色で、白色脂肪細胞より小型。熱を生み、脂肪を燃やしてエネルギーに換えるたんぱく質を持ちます。

褐色脂肪細胞を活性化すると、体のエネルギー消費が高まります。運動することによって、脂肪をためこむ白色脂肪細胞は褐色脂肪細胞に変わります。

ストレッチは**20秒以上かけて、ゆっくり伸ばす**のがポイント。痛みがなく、気持ちがよい程度に伸ばします。痛みが起こると、筋肉が硬直してしまいます。呼吸を止めないことも大事です。ゆっくりと深い呼吸をしながら、筋肉を伸ばします。

週末に20〜30分、丹念に行なうことができるなら、毎日やる必要もありません。

かんたんストレッチ

大きな筋肉を気持ちよく伸ばす！

太もも前面伸ばし

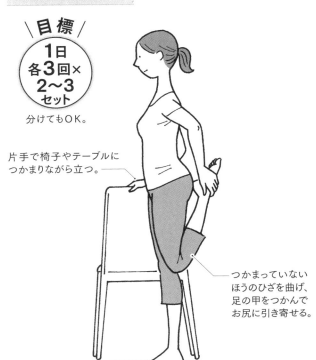

＼目標／

1日
各3回×
2〜3
セット

分けてもOK。

片手で椅子やテーブルにつかまりながら立つ。

つかまっていないほうのひざを曲げ、足の甲をつかんでお尻に引き寄せる。

かんたん
ストレッチ

肩甲骨回りの筋肉をほぐす！

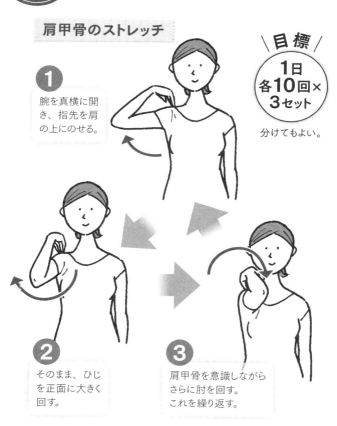

肩甲骨のストレッチ

目標

1日
各10回×
3セット

分けてもよい。

1

腕を真横に開き、指先を肩の上にのせる。

2

そのまま、ひじを正面に大きく回す。

3

肩甲骨を意識しながらさらに肘を回す。
これを繰り返す。

かんたん
ストレッチ

肩と腕のコリをスッキリ解消！

肩のストレッチ

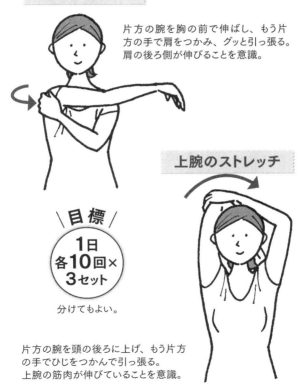

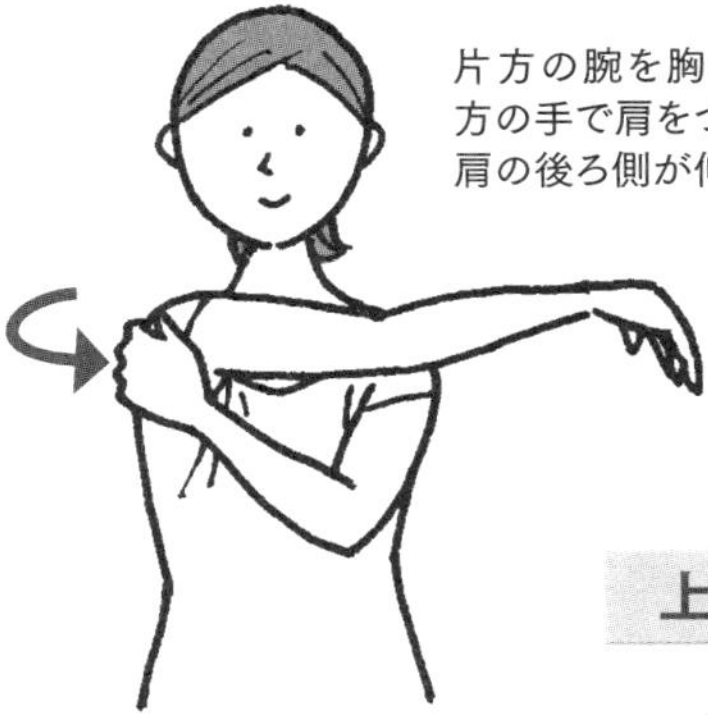

片方の腕を胸の前で伸ばし、もう片方の手で肩をつかみ、グッと引っ張る。肩の後ろ側が伸びることを意識。

上腕のストレッチ

目標

1日
各10回×
3セット

分けてもよい。

片方の腕を頭の後ろに上げ、もう片方の手でひじをつかんで引っ張る。
上腕の筋肉が伸びていることを意識。

かんたん血管体操

脚の「血管を開く」と、若さをずっと維持できる

ふくらはぎを鍛えて「血流」を良くしよう

「人は血管とともに老いる」といわれています。

末梢の血管を開くことで、**ずっと若いままでいられる**のです。

血管が開くのは、血管壁の内側（内皮細胞）から分泌される一酸化窒素（NO）の作用です。一酸化窒素は血行を促進し、筋肉内を流れる血液量を増やすことで分泌量が増します。特別に運動をしなくても、生活のなかで筋肉量が多い下半身をこまめに動かすことを意識しましょう。

できるだけ「立つ・座る」を繰り返す、通勤、買い物時に大股速足入りのウォー

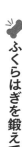

かんたん血管体操

血流がアップし、体が元気になる！

目標

1日
20回
×2～3
セット

分けてもよい。

座って脚上げ

椅子に座って座面に両手をつき、脚を組んだまま両脚を上げる。太もも裏側（ひざに近い部分）を少し浮かす。

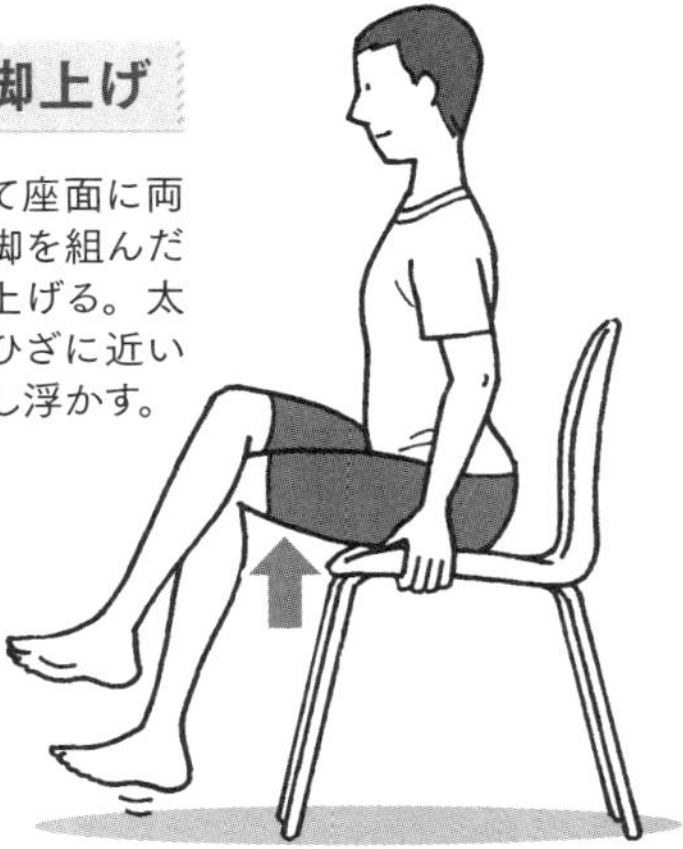

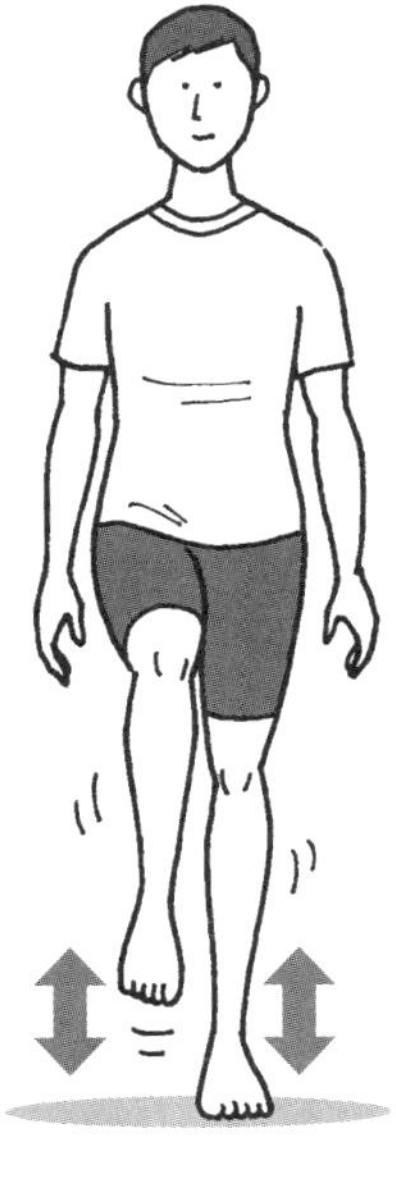

目標

1日
3分

その場ジョギング

左右の太ももを交互に軽く持ち上げ、足踏みのようにジョギングをする。

キング、職場でも家庭でもチョコチョコとこまめに動き回る……。

とくに、デスクワークの多い人は「**こまめ**」を肝に銘じましょう。

座っている時間が長い人は糖尿病や脳卒中、心筋梗塞のリスクが高く寿命も短いという報告があります。

座ったままの状態が長く続くと、下半身の血流が停滞してエネルギーの代謝が悪くなります。また、エコノミー症候群に似た静脈性の血栓ができやすくなります。

ここでは**脚の血管を開くかんたん体操**を2種目、紹介しています。いずれも所要時間は5分程度。食後30分、入浴までの間にテレビを見ながらでもできる「ながらエクササイズ」です。食後の血糖値の上昇を抑える意味もあります。

かんたん血管体操は、確実に血管力を向上させます。心臓は絶えず血液を送りだして循環させています。もっとも離れた足先に流れていった血液を戻すのも、心臓の力です。

ふくらはぎの筋肉の伸縮は心臓の負担を軽減し、血液の循環を助けます。伸縮によって、血液が静脈を上がって心臓に戻っていくのです。

かんたんバランス力

「深睡眠」で不老長寿ホルモンを活性化!

「寝たきり知らずの体」は眠りでつくる

「深睡眠」とは、深い質のいい睡眠のこと。

寝たきり知らずの、健康寿命を延ばす眠りです。

深睡眠は、副交感神経(自律神経)の働きを必要とします。体はいつでも副交感神経にスイッチが入りやすく、その働きが最大に発揮できる状態になければなりません。

副交感神経を活性化するためには適切な食習慣、運動習慣が必要です。なかでも、就寝前に5分間ほど、**バランス感覚を磨く体操**を行なうと寝つきがよくなり、しかも**副交感神経が睡眠中に最高のパフォーマンス**を発揮します。

深睡眠を習慣にするために、合わせ技として誘眠ホルモンの「メラトニン」の性質を活用しましょう。メラトニンは朝、目に光を入れてから15〜16時間ほど経つと、大幅に分泌されて眠気を誘います。

メラトニンは老化を抑える働きがあり、その効力は強く「**不老長寿ホルモン**」とも呼ばれています。老化をつくる活性酸素は何種類もありますが、なかでも最強・最悪の活性酸素を消去するパワーを持っています。

夜11時ころに就寝すると、深夜2時過ぎから分泌レベルがピークに達して、早朝に目覚めるレベルに下がります。外が明るいとほとんど分泌されず、また明るい部屋でも分泌が鈍るという特徴があります。眠るときは、**1時間前から照明を落とし、就寝時には真っ暗**にします。寝つきをよくするコツです。

ところで、ガンを寄せつけない免疫力の高い体は、免疫細胞のリンパ球の数が多い体です。リンパ球は副交感神経が優位に働く間に、その数を増やします。その時間を長くするために、質のよい睡眠をたっぷりとる必要があります。

かんたん
バランス
力

バランスを鍛えて、自律神経を整える！

水平のバランス力を上げる

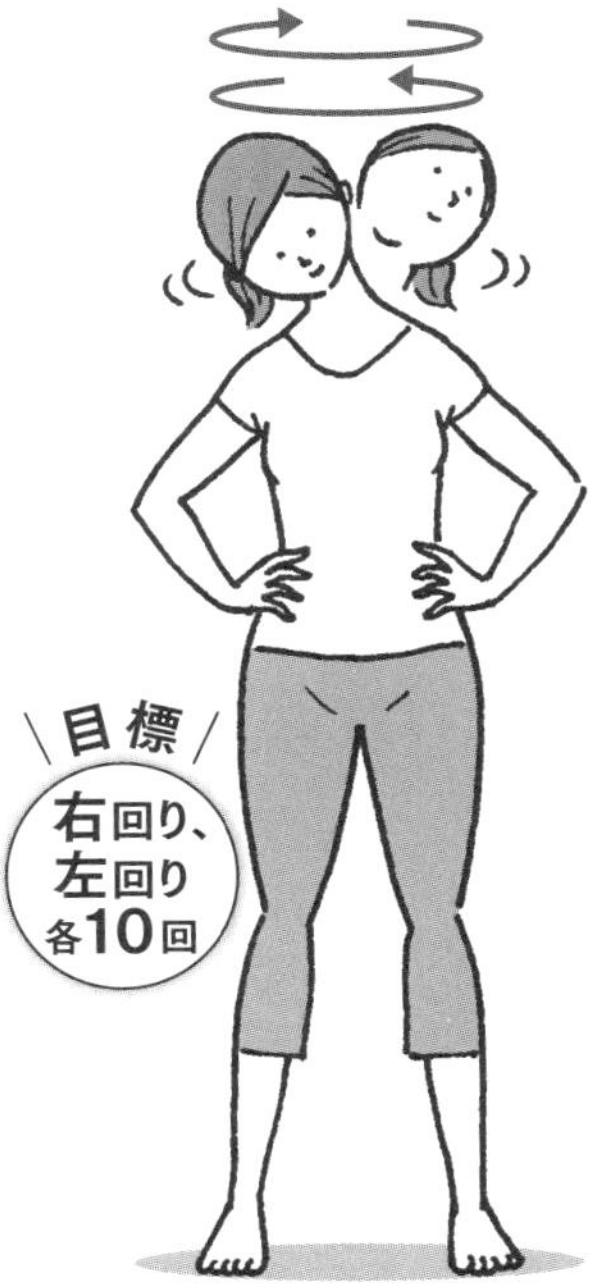

目標
右回り、左回り各10回

顔を正面に向けて立ち、天井に円を描くように頭を回す。

ねじれのバランス力を上げる

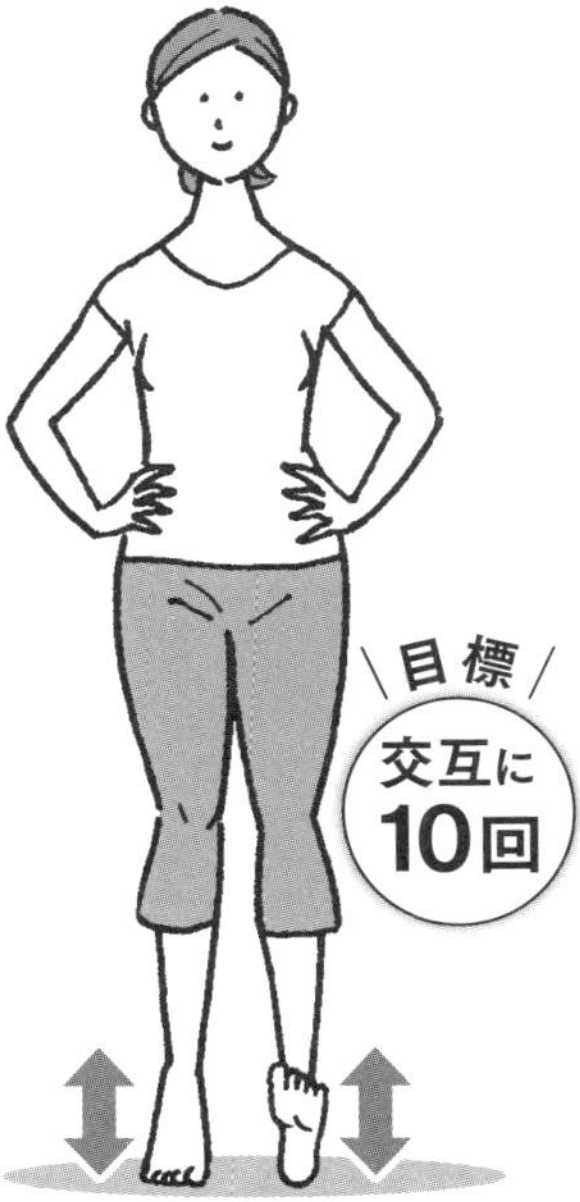

目標
交互に10回

正面を向いてまっすぐに立ち、右（左）足はつま先を上げ、同時に左（右）足はかかとを上げる。

かんたん速歩き

大股速足――「完全無欠の運動」といわれる理由

ただ歩くだけで寿命が延びる「長寿ウォーキング」

うっすら汗をかく程度が、きつくもなく軽くもない適度な運動です。

ここまで、室内でできる運動を紹介してきました。最後は屋外で行なうウォーキングです。

1日20～40分、「**大股速足**」を交ぜて歩きます。大股速足と普通歩きを、3分間ずつ交互に行ないます。通しで20分、歩く必要はなく、細切れでもかまいません。

ただし、大股速足だけは必ず実践してください。健康効果が大きく、体の負担は少なめです。そして、太ももの筋力が鍛えられ、かかとに重力もかかります。

かんたん速歩き

「大股速足」で、代謝のいい体に！

健康長寿ウォーキング

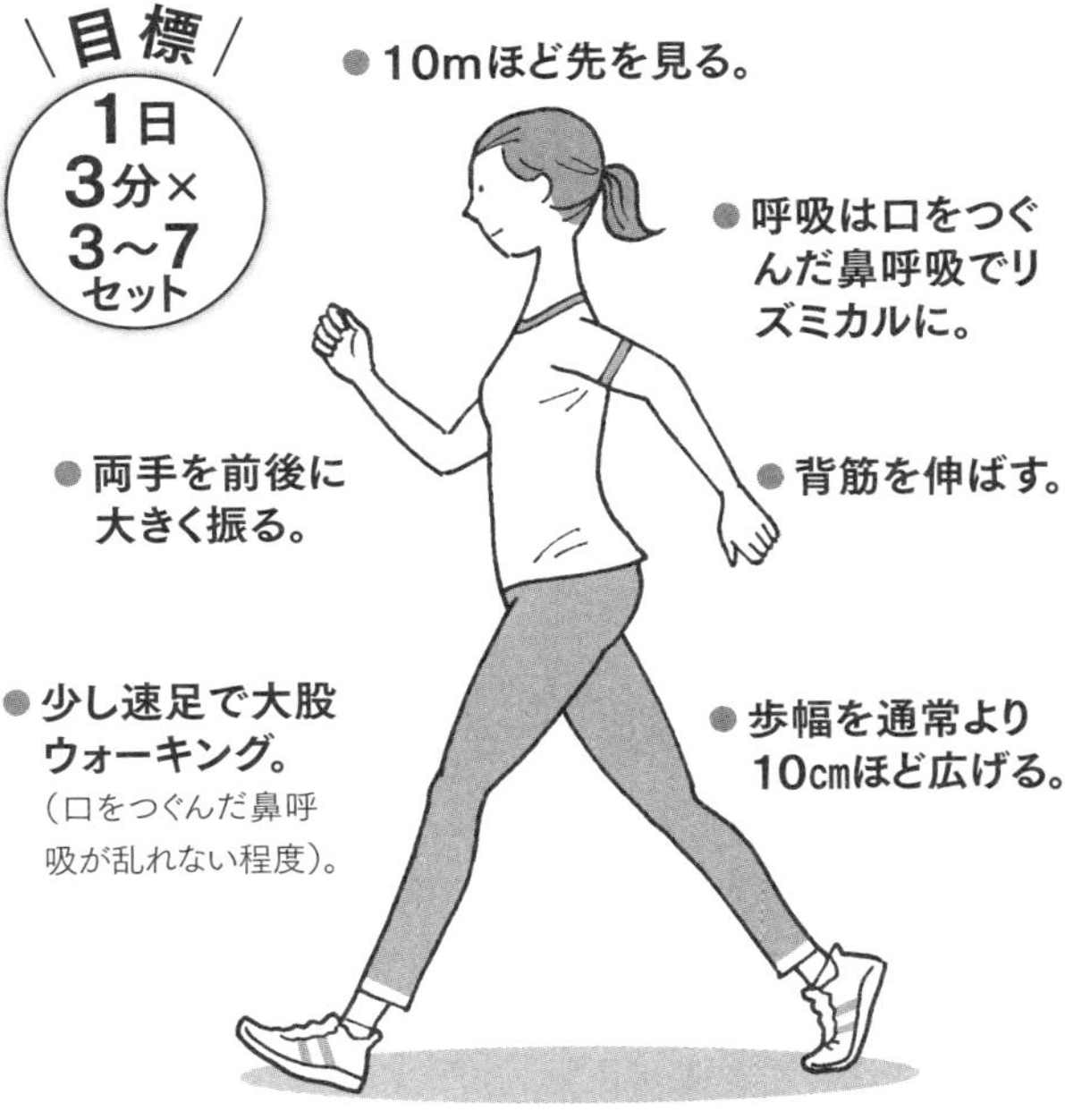

目標
1日
3分×
3〜7
セット
● 10mほど先を見る。
● 呼吸は口をつぐんだ鼻呼吸でリズミカルに。
● 両手を前後に大きく振る。
● 背筋を伸ばす。
● 少し速足で大股ウォーキング。
（口をつぐんだ鼻呼吸が乱れない程度）。
● 歩幅を通常より10㎝ほど広げる。

通常のウォーキング 20 〜 40 分に「健康長寿ウォーキング」を交ぜる。通常のウォーキングと3分間ずつ交代にするのが理想的。

大股速足入りのウォーキングを、私は最良の運動だと推奨しています。世界からも、**長寿のための「最良のエクササイズ」**と評価されています。

5〜6カ月も続ければ、太ももの筋肉量が2割前後も増えるといわれています。といっても、それによるエネルギー（カロリー）消費は、1日にごはん3分の1膳分しかありません。わずかな変化ですが、これが大切。基礎代謝が上がれば、**日常のエネルギー消費が効率よく行なわれる**からです。

普通歩きの1日1万歩のウォーキングだと、体重や脂肪の減少効果はあっても、下半身の筋力や全身持久力に変化がないことが明らかになっています。大股速足入りのウォーキングは、週に3〜4回で十分です。

運動は病気にならない体、寝たきり知らずの体をつくるために欠かせない生活習慣。しかし、運動の仕方によっては、体に害を与えることも少なからずあります。

激しい運動は、活性酸素を大量に発生させます。激しい運動は体内に酸素を多く取りこみます。当然、活性酸素の生成量が増えます。かえって、健康障害を引き起してしまいます。

大股速足入りのウォーキングには、その**活性酸素を消す効果**があり、健康寿命を延ばす体をつくります。まさに、「**長寿ウォーキング**」といってもよいでしょう。

そのほかにも、さまざまな健康効果があります。たとえば、心肺機能を高めて血管を丈夫にする効果があります。ウォーキングを継続するうちに心臓が強化され、血液を全身に送りだす力が高まります。それによって心拍数が少なくなって、心臓の負担は軽くなります。

肺も活発化し、空気の出し入れ量が増加します。たくさんの酸素を取りこむことができ（激しい運動ほどではない）、全身にくまなく酸素が行きわたります。

心肺機能が高まることで、全身の細胞や器官に多くの血液を送りだすことができるので、毛細血管が増えるとともに血管を太くします。血液量が増加して豊富な酸素や栄養素、ホルモンがスムーズに全身に運ばれます。

ウォーキングには筋肉や血管の緊張を解く作用があり、血管が柔軟になります。その結果、血圧の改善・安定に効果があります。

昔から、「**老化は脚から**」といわれています。

あまり歩かずに動かないでいると、脚の筋肉が衰えます。脚力が衰えると、動きが鈍くなり体力が低下します。すると、気力まで衰えて老けこんでしまいます。歩くことは、軽いながらも持続的な骨への衝撃にもなるのです

長寿ウォーキングは、それこそ**完全無欠の運動**です。骨トレが入っていて全身運動にもなることから、**運動はこれだけでよい**、とさえ私は思っています。

長寿ウォーキングは、内臓脂肪落としにとても有効なのです。

日本人の3割が、内臓脂肪型肥満です。

ポッコリお腹の体型から「りんご型肥満」ともいいます（女性の肥満は皮下脂肪型が多く、脂肪がつく太ももやお尻などの下半身が丸みを帯びることから「洋なし型肥満」といわれます）。なぜ、りんご型肥満になるのかというと、もともとりんご型肥満になる遺伝子を持っているからなのです。

ほかのタイプの遺伝子を持つ人よりも、基礎代謝量で約200キロカロリーほど少ないために、同じものを食べても太りやすい体になってしまいます。

皮下脂肪はその大きさや重さで、血管を圧迫して血圧を上げたり腰痛をもたらし

たりといった害がありますが、内臓脂肪の蓄積は、大病につながる第一歩になります。

かかと落としだけで、若さも強さも美しさも手に入れられるのではなかったのか、という声が聞こえてきそうです。

繰り返しますが、骨への衝撃で分泌されたオステオカルシンなどの骨ホルモンが全身の臓器に、「それぞれの機能を発揮しなさい」と合図を送ります。それぞれの臓器はその合図を受けて、持てるパワーを発揮します。つまり、骨への衝撃がなければ、臓器のパワーは眠ったままになるのです。

体には、さまざまな機能があります。その機能がすべて正常に働くことで、体はまさに嬉々として、いつまでも若さと強さと美しさを保とうとします。

かかと落としが、そのきっかけになっているのです。

本書は、本文庫のために書き下ろされたものです。

太田博明（おおた・ひろあき）
女性医療の分野で、日本をリードするパイオニア。国際医療福祉大学臨床医学研究センター教授。山王メディカルセンター女性医療センター長。医学博士。一九四四年、東京都生まれ。七〇年、慶應義塾大学医学部卒業。米国ラ・ホーヤ癌研究所に留学後、慶應義塾大学産婦人科講師・助教授、東京女子医科大学産婦人科主任教授を経て、二〇一〇年より現職。日本骨粗鬆症学会前理事長、日本抗加齢医学会理事。女性の全人的な医療を心がける臨床医として、ウェルエイジング（よりよく生きる）のための女性医療を実践している。
著書に『骨は若返る！』（さくら舎）、監修書に『Dr．クロワッサン 何歳からでも骨は強くなる。』（マガジンハウス）などがある。『ガッテン！』『あさイチ』『たけしの家庭の医学』など、テレビでも活躍。

知的生きかた文庫

抜群《ばつぐん》の若返《わかがえ》り！「骨《ほね》トレ」100秒《びょう》

著者　太田《おおた》博明《ひろあき》
発行者　押鐘太陽
発行所　株式会社三笠書房
〒一〇二-〇〇七二　東京都千代田区飯田橋三-三-一
電話〇三-五二二六-五七三四〈営業部〉
〇三-五二二六-五七三一〈編集部〉
http://www.mikasashobo.co.jp
印刷　誠宏印刷
製本　若林製本工場

ISBN978-4-8379-8549-5 C0177

C50318